VEGAN ╳ 美感 ╳ 零廢棄

無肉 無肉 NO MEAT 市集

作者 張芷睿

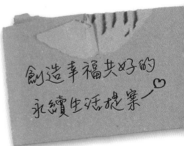

創造幸福共好的
永續生活提案 ♡

為 我 們 的 孩 子 留 下 一 個 美 麗 的 星 球

目錄

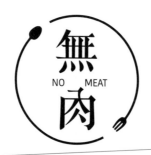

Chapter 2 瘋了，才辦市集！

目錄

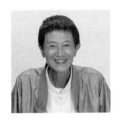

我的個性喜歡安居清閒，而不樂於交際應酬。所以根本記不住人們的姓名、職位、容貌……乃至曾經在什麼場所見過面。但是芷睿對我這個習性來說，卻是個異數，她給我的第一印象，是如此的清晰、深刻。柔和的磁場卻又帶著某種自我催促的急迫壓力；甜美的笑顏背後又隱隱的透露出一抹悲天憫人的深沉憂鬱。為什麼？這是一顆屬於什麼層次的心靈？將會在人間展現出何種生命風貌？為什麼會如此的單純又如此的複雜……

後來在與楊子儀和田羽安的閒談中有了一個粗略的認識。現在她出書了，也許完整的答案就在其中。我相信只要好好的玩味，必然能從中觸發出隱藏在我們生命深處的各種美麗，並藉由這些美麗而幫助我們，成就一個人本來就該有的樣貌，那就是：「擁有一顆高貴的靈魂……」

——西哥 陳博正

認識 Chelsea，認識無肉，才讓我真正感覺自己開始認識素食。

當我們能夠開始用心同理這世上每一個珍貴的生命，我們看世界的眼光也會慢慢變得不同，那種柔軟中又帶著一股不服輸的堅毅，是我從這本書中看見的美好。

——影片創作者 Rice and Shine

很幸運的在轉變飲食習慣的階段，有芷睿與無肉市集夥伴的鼓勵與餵食，自備餐具容器去逛市集就是一件理所當然的事，或許部分人士認為很麻煩，但現在麻煩一點，未來才不用麻煩呀！來看看書中每一篇章是什麼善良的選擇，累積成宇宙無敵力量一起實踐永續生活。

——名模 王麗雅

因為一頓超級美味的蔬食午餐、交流熱烈的愛地球理念、相互支持的理想和創業動力,那個美好的四月天畫面清晰依舊。然後,從那天開始我成為了快樂的蔬食主義者,並且堅信著不同身分的彼此能夠傳遞的美好能量是宇宙大的!所以如果有人問我,在長大懂事後有沒有任何一個人的出現改變了我的生活?第一個出現的一定是Chelsea,是她給我除了演藝人生之外更大的存在意義,我的Wi-Fi站又更加豐富了!

——金鐘主持、演員　李霈瑜

一個品牌若不是有強大的信念支持,終究也只是一個沒有靈魂的華麗軀體。這本書中看見張芷睿憑藉著生命平等與對地球母親的愛,一步一腳印的讓蔬食生活成為一種態度、一種價值,成為一個能永續的品牌信仰,才是最為人所尊敬的故事。

——豐蔬食評鑑創辦人／作家　田定豐

連接到使命,就會開始一場冒險之旅。有著使命的推動,你將具備勇氣及不畏懼的步伐大步向前,帶給世界「善」的循環。謝謝Chelsea搖著大旗號召大家一起學習友愛、友善,讓生活在台灣的我們,吃得更有「素養」吃出我們的善良!

——演員　曾子益

永續的路上,沒有人是局外人。謝謝一路上有無肉市集,提供給大家一個永續的選擇以及解方。對於無肉與永續有什麼關係,這本書是一本值得細細品嚐的好食材。

——零廢時尚Story Wear創辦人　陳冠百

無肉市集是一群充滿熱情的年輕人所創,帶著愛翻轉吃素美學和環保的新形象,也帶著愛前往更多需要愛的地方。

——製作人　陳慧玲

作者序／

為我的孩子，留下一個美麗的星球

「什麼！你們要幫無肉出書，會不會賠錢？」

這是我收到出版社邀約的第一個想法，辦市集辦到出書也覺得好荒唐，因為並沒有覺得自己做了什麼。但就像我一直在說的，一個母親若不了解孩子的困難與難過，就無法真正同理她的孩子，同樣身而為人，若無法真正去同理動物所受到的傷害與痛苦，更也無法真正的去愛每一個生命。同理生命之後，就能讓自己活得更加謙卑和淡定，把繁蕪過濾掉，練習斷捨離，留下簡約，把醜陋篩選掉，留下美，把怨恨遺忘掉，留下善良。

最後，決定寫這本書了。如果可以透過一本書，傳遞世界角落的聲音，並實踐世界和平的夢想，我希望這個發聲不再是做夢，而是可以由一群人的願力來實現這個志業。

對我來說，市集不只是一個買賣場域，美食自然也不單單只是我煮你吃的關係，在那背後隱藏著我們想要訴說的愛，與無法為自己發聲的動物們的心聲。我並不是一個熱愛動物的人，但我看見弱勢生命被傷害的時候，我會生氣也會難過，因為我覺得同樣是生命，都應該要彼此尊重，我從肉食者走進無肉的生活，更想走出來多分享、多說，讓更多人也能夠知道，不是只有狗狗跟貓貓是動物，牛羊雞豬也都是，每一個生命都能夠捍衛、主宰自己的生命。而每一個生命都是人類的好朋友，我們可以培養與動物友善相處，期盼這股善良的底蘊深植每個人心中，成為同理相待的大人。

透過書寫，回顧這三年來的每一場活動，卻也在那一瞬間感動了自己。
原來，我不是抱佛腳，我就是佛的腳。

張芷睿 Chelsea

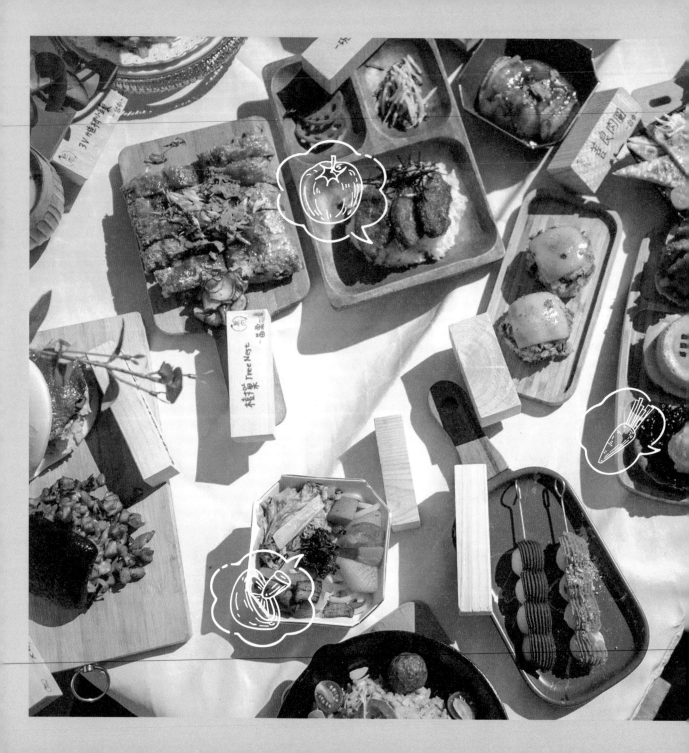

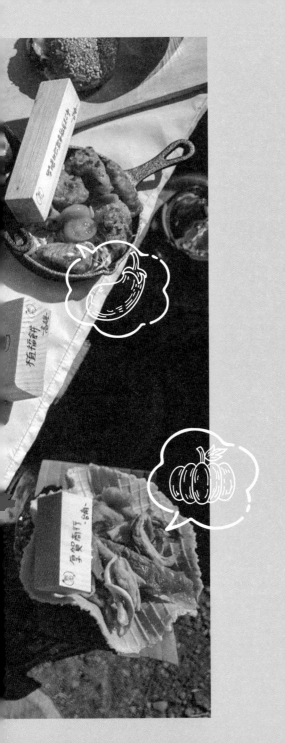

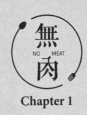
吃素？真的嗎？

十八年前，一個起心動念，

讓一個無肉不歡的女孩開始嘗試吃素。

沒想到從此踏上素食推廣一途，

更讓台灣的 Vegan，有了嶄新的面貌。

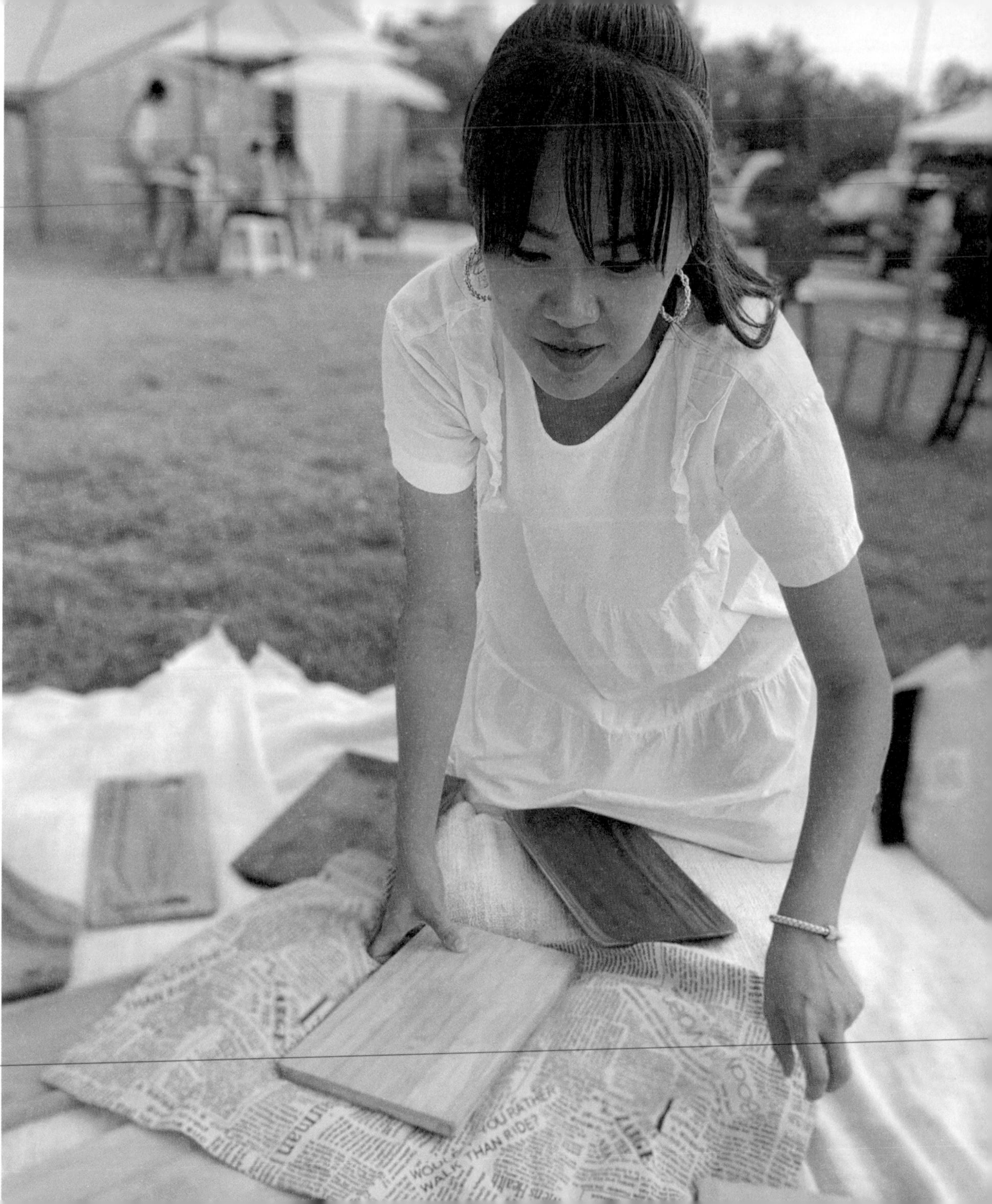
YOU RATHER
WALK THAN RIDE?

起，源......
成為素食者的鋪陳
我們來到這個世間，是心之所向

　　我是一個在鄉下地方長大的野小孩，小時候的記憶很深刻，蕃茄與草莓可以隨地而摘，不用洗就可以直接吃進肚子裡，每一條溪水的水位都高過我的頭頂，我們不需要花錢到游泳池，就可以每天在山上玩水、烤 BBQ，但這些風景，已經完全看不到，如今，所有的水果蔬菜也都需要擔心有沒有農藥。

　　我爸爸是位打獵愛好者，因此我經常可以在家看見豬、魚、果子狸現場被屠宰，也曾經目睹一隻豬被熱水燙過全身，所發出的哀嚎叫聲到現在我都還記得。我也經常跟爸爸去溪流電蝦、電魚。聽起來，我家的餐桌應該是每天都有各式各樣的山珍海味，可我卻不是個有口福的人，因為我有嚴重的海鮮過敏、蕁麻疹與大腸激躁症，平均一個月就要進急診、吊點滴，我就在這樣要避開很多食物，萬一過敏就進醫院、吃藥中長大。

意外的吃素體驗，讓身體全力擁抱素食

上了大學，我一邊工作一邊唸書，二十歲那年在夜店工作，我是個無肉、無酒不歡的人。某一天，因為工作上不順，讓我重新反思真的要這樣一邊工作一邊唸書嗎？我很清楚知道，我想回學校了，於是毅然決然離開了這樣糜爛的生活。一個念頭閃過，我找了當時還是男友的老公陪我一起吃素一天。

我跟先生從交往到走入婚姻，大約十八年，但在那個只有掀蓋手機、無名小站的年代，要進入無肉飲食，是沒有任何資訊可以尋找的。當時我婆婆也是素食者，她煮的飯菜不外乎是簡便的三菜一湯，聽起來就索然無味，當時對素食的認識，只是個不吃肉的選擇。我們開始吃素時，並沒有想到會持續多久，但就在我持續吃了三天後的隔日早晨，我從房門走出來，聞到一股極度噁心的味道，難以用言語形容，當下那味道為我帶來了人生極大的一個轉變，而那是我幾天前，還熱愛的蛋！每天我都要吃的菜脯蛋、饅頭夾蛋、各式各樣炒蛋，當下的我其實是很困惑的，怎麼會在短短三天之內，就對蛋產生了極大的反應！而在那之後，我去了菜市場買菜，在聞到市場的肉味之後，我從入口吐到了出口，我沒有想到我的身體出現極大的改變，而在那之後，我就再也沒有吃過一口肉了，從此走上了無肉的生活。

我老公當時也不吃素，但覺得陪我吃一天，並沒有什麼影響，之後一天變成二天，二天變成三天，就一起吃素到現在了，他當時應該沒有想到這是個坑。

吃素，是同理地球上的所有生命

二十二歲那年，我獨自前往中國廈門素食連鎖餐廳協助加盟展店工作。當時心中只有一個念頭，就是我要推廣素食，即使工作條件沒有很好，我還是接受

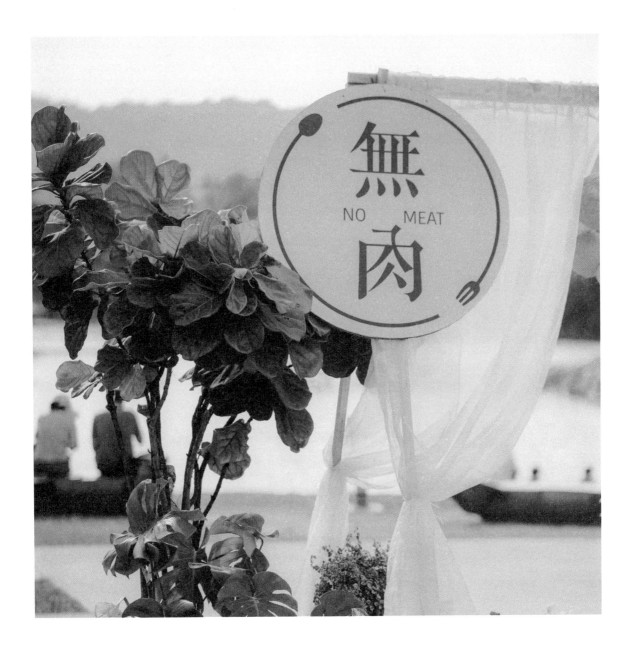

了，一待就是二年。在中國生活的那段時間，也因為這份工作，我得到中國各個城市協助加盟的拓展，也重新認識到不同國家對於素食文化的理解。很多人以為素食只是不吃肉，但天上飛的小鳥、海裡游的魚都不歸類在裡頭。經常在路邊看見的是，餐廳門口都會放著許多牢籠，裡面有各式各樣的野味與動物，等著被上菜，有些甚至是沒看過的，還有人在溪邊抓了鱉要去賣，有一次，覺得很殘忍，便花了人民幣五十元買下再放生，當下可以感受到脆弱的生命被掌握在人類的手裡，無意間也在心裡埋下生命平等的種子。

大部分的人並不了解，生命的尊重對待、還有餐桌上的料理，原來可以有不同的選擇，因此，我在中國的這二年，踏上的不只是條飲食改革之路，更多的是喚醒人類對地球所有生命的認識與同理之心。

一個小小生命，選擇了素食的我

一直以來，都沒有想過要用新生命來傳承家庭，也不覺得女人應該要接受傳統裡需要傳宗接代的僵固觀念，但我卻在那一年裡做了個夢，有個孩子透過夢境表示他想來當我們的小孩，她在夢境跟我說：「素食家庭不好找，她希望可以成為我們的孩子。」我被這個夢嚇醒，因為那對我而言，是很不可思議且很掙扎的。因為盡孝道的心，我們開始備孕，半年後，孩子就來到我們身邊了，我沒有想到自己對於新生命的到來是如此興奮，無法形容那當下的感受，更無法置信我三十歲之前多麼不想要孩子，而懷孕之後，看到一個微小的心臟跳動著，那一刻，我開始明白每個生命到來的意義。

三十歲這年，我懷了第一胎，大家應該知道，生孩子需要經過幸福的受孕，除了懷胎十個月，還要經歷像被車輾過的生產，最後進入到哺乳的生活，不斷

在反覆的漲奶、發燒塞奶中渡過，但至少我的母奶是為了養大我的孩子，所以十分幸福，對吧？但我想著，牛羊的孩子呢？他們需要不斷被強迫受孕，生下牛寶寶之後，孩子被強迫帶走，而珍貴的牛奶、羊奶最後被上架在每一個超市供給人類購買，這件事在我心中留下強烈的共感，我可以感受到他們被迫的無奈與痛苦，我經常想著如果這發生在我自己身上，我該怎麼面對？而這也是我第一次對於傳承的生命，有了共感與同理。

因，我吃素，故，我分享素。

進入植物飲食的這二十年，我的過敏再也沒有發作過了。這個改變，其實我自己也是在吃素多年後才發現的，而且還是身邊的家人很驚訝我怎麼都完全沒症狀了！否則我是常常一起床就直打噴嚏，鼻子過敏嚴重到需要躺著才會緩解的人，更別說常常拜訪的腸胃炎了，都已經不再出現。

每個人都會問我，吃素之後最大的改變是什麼，我想除了一開始要捨棄雞蛋，以及看到麥當勞與肯德基覺得為什麼沒有素

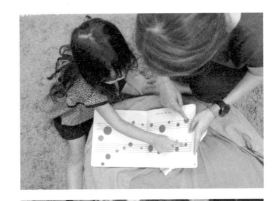

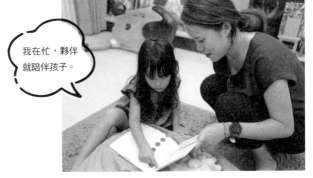

我在忙，夥伴就陪伴孩子。

食之外，再來就是會失去很多朋友，因為大家並不會想要跟著你吃素，也覺得你吃素很麻煩！畢竟在十幾年前，素食真的很無聊，沒有任何變化性，而且也不一定健康。但同時，我卻認識了很多很多不同領域的好朋友，示範了吃素其實是對環境有愛的行動，吃素只要有正確的營養概念，也可以非常健康，加上自己的經驗，我覺得，我們應該把自己的生活過得更好，讓大家相信吃素的生活依然很有趣。

拎起行李箱，從裝精品變成裝植物肉

吃素這麼多年，最懷念的就是台灣小吃：蚵仔煎、臭豆腐、小籠包等等，還有我們心心念念的肉圓，但很少有人將這些改變成純植物型態。就算有，也是很傳統的素味，這些味道對於轉素的我們其實是沒有太大吸引力的，然而當時台灣的素料，並沒有太大的突破，每到素料行只能買到一些不明標示的素丸子、素排，這些原料並不能替素食餐點做任何的加分。

找了很多資料後，發現香港有店家在販售植物肉，所以我們專程飛一趟，帶了

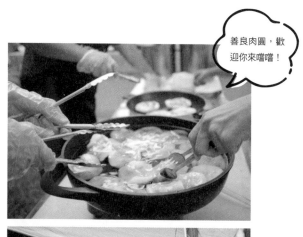

善良肉圓，歡迎你來嚐嚐！

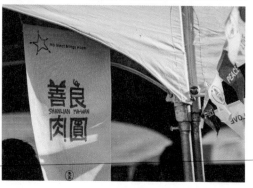

五十包，得用兩個行李箱裝滿滿的冷凍植物肉回來，在多次的測試下，慢慢找到植物肉的特性與使用方式。製作內餡的材料有了，接下來就是找製作的高手了，老公默默開始找工廠，與工廠老闆討論怎麼使用植物肉替代，幾次的電話溝通，我們就將這幾公斤的植物肉帶到工廠做第一次的測試了。

打動工廠老闆的美好肉圓

那時候，老闆非常疑惑，怎麼會有人想吃素食的肉圓，在他們周邊的親人朋友，其實沒什麼人吃素，所以他們反而一直在勸退我們，但我們仍然很堅持，希望他們幫我們試試看，並去掉五辛、柴魚、連他們慣用的基因改造醬油都全面改掉，這部分其實更難，因為我們一般認知可以使用的調味料，在內容物上都很有可能有動物性成分，一個原物料改變，調味的比例也都要重新再做調配。當時請全台灣最知名的餐廳 Baganhood 主理人 Carrie 與 Eric 幫我們調味與測試，第一次試出來的口感與味道，連原本不看好的工廠老闆都為之驚豔，尤其是口感，大家覺得完全不輸葷食肉圓，原本擔心要測試很多次，沒想到試完一次就成功了！很慶幸的，這個改良過程很順利，不僅是成功研發完成，還得到工廠老闆所有家族的認可，他們都意外這個植物性肉圓吃起來口感是好吃的，還能結成塊狀的形，與外皮是相融合的，而味道反而更簡單、清爽，吃了兩顆也不會有負擔。

接下來，其實要面對的就是大眾的接受度，我們分別在台中的 Vegfarm 與台北蔬漫小姐，辦了兩次免費試吃活動，邀請了很多美食饕客、網紅前來試吃，並提供意見。正如我所想，因為這是個創新的料理，加上台灣並還沒有引進，所以驚喜度與接受度是非常高的，在完成這個有趣又不容易的研發之後，就是要找到可以讓大眾看見的行銷通路了。

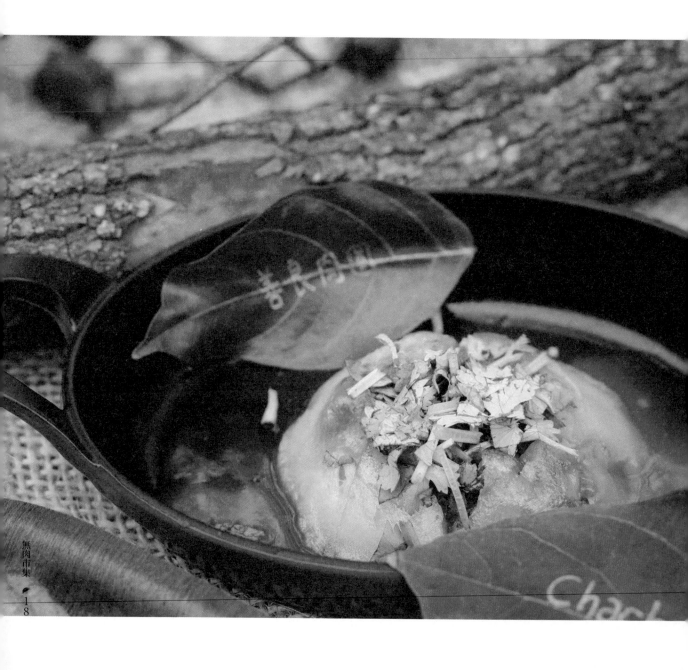

旅程，
帶著善戾肉圓上路

我在善戾裡起步與學習

　　我是個只會炒飯、燙青菜的人，所以當肉圓研發完成之後，沒有想到要開始賣它！我心裡開始產生極大的抗拒，因為這勢必要拋棄我原本無憂無慮的生活，開始要過上充滿油煙的日子，每天油油膩膩、早出晚歸，想到這些，放棄的念頭愈來愈濃厚。堅持下來的原因之一，是老公說他很想吃素肉圓！

善良肉圓擺攤初體驗

　　也正好那時候，台灣第一個純素生活節「草獸派對」邀請我們去擺攤，其實是滿興奮的，我不假思索的就答應了，但心裡天人交戰一輪，因為我什麼設備都沒有，只有滿腔的熱情，而且一擺還要兩天。

　　擺市集其實就跟開店沒有兩樣，只是規模比較小，但要思考的可不少，從你決定要賣的品項開始，就要找到適合的永久性設備、週邊的小器具、醬料的瓶

瓶罐罐、燈具、桌子、卡式爐、鍋子等等。在準備這些之前，我思考的是怎麼降低成本，讓風險變小，畢竟，我擔心自己一頭熱，可能做一次之後就放棄了。於是，我開始去看看別人的市集，看看人家怎麼當攤商，與有經驗的人討論，在確認這件事情可以持續之前，我決定先跟身邊的朋友借設備，因為只有先嘗試之後，才能找到問題，再慢慢增加硬體設備，相對壓力就會來得更小。

當時找了許多協助的朋友，而靈魂人物 Doris 就是在這次的幫忙中，成為了我的推素家人，也是現在無肉市集的視覺設計。我們一起想像著擺攤的布置，就跟裝潢一樣，一定要吸引大家的目光，當時還用廢棄紙箱做了很多號碼牌（幻想很多人會來排隊），招牌也是手繪，每一個環節都愈來愈有趣，心裡也開始踏實了起來。

我們跟主辦單位請求前一天就去布置攤位，我還記得我載了兩趟車才搬完所有東西。活動當天，連工廠的老闆都很有義氣的前來支援當廚師，我們的攤位就這樣擠滿了七個人！果然，市集開始，等待的隊伍已經大排長龍，混亂與緊張的心情也開始了，好在作戰前的模擬，我們演練過許多次了。大家買了一顆試吃，又辛苦的排第二次隊買了好幾顆，再加碼買了冷凍肉圓回家，短短幾個小時過去，我們的肉圓賣出了 800 顆！疲累之餘真的很振奮人心！

第二天，我們依然售出 800 顆，還有連續來兩天的客人，給我們極大的回饋與鼓勵，這兩天的成績，讓工廠的老闆們都感到不可思議，他們也在這次的體驗中，決定好好思考素食的市場，並決定與我們繼續合作下去。

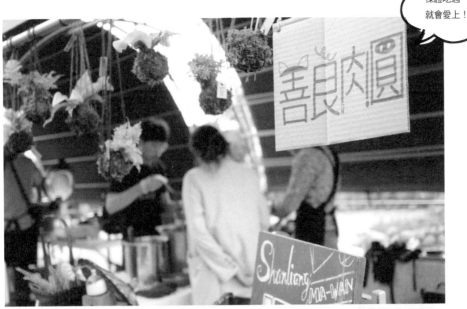

保證吃過
就會愛上！

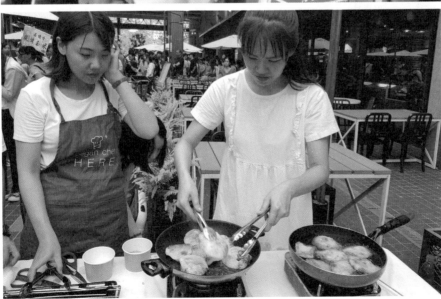

與無肉家人認識的起點

有了第一次的信心，我又開始思考接下來該怎麼突破，於是，在高雄非常有名氣的植福餅老闆娘——千千，就傳訊息給我問我，要不要一起去餐廳前面擺攤？同時也找了她的藝術畫家好友 Tim。於是三個品牌與台中知名餐廳 Veganday 共同串連，創造了新的話題。在兩天的時間內，也吸引了許多慕名前來的饕客，這場活動收穫了我們之間深厚的感情，而 Tim 也成為了無肉團隊的視覺設計之一，在日後的每一條路上與我們併肩而行。

這次的經驗，是一個好的起點，接下來我們也該思考怎麼再推廣的更深更遠。

畢竟，蔬食市集並不是太普遍，若想要不斷參與，需要找到一個好的平台。而在那時，千千她推薦了我加入一場南部的懷舊市集，當時，聽說這個市集要求很嚴格，召集人 Eason 也不輕易讓品牌隨意加入，所以當時我們也是被審核了一番，最後因善良肉圓極具特色，所以幸運入選。

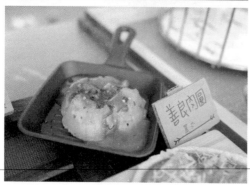

一下子就馬上跳躍到南部擺攤，不是衝動，是真的需要熱血才能做到！但我當時的念頭是，不能放棄任何一個機會，我一定要好好把握，讓善良肉圓被更多人看見！

　　如我們所想，再度爆滿的人潮，對於南部來說，能夠有新的創意料理，顛覆大家對於全新素食的想像，確實是一個巨大的吸引力。因此，在口耳相傳的效應下，再次創下蔬食領域的新話題，對我來說是一場美好的體驗與感受。

素食小夜市的驚人體驗

　　說到素食小夜市，那時候能夠加入這個推素平台，是我們的驕傲與幸運。

　　早期吃素的年頭，每天都是在自助餐選菜，能選擇的永遠是菜市場的清湯掛麵，變化性不多，可能聞到的盡是素味、油耗味。2019 年，台灣突然出現由十幾輛餐車組成的移動夜市，幾乎每天都出現在不同城市，每星期一會公布一週行程，每一個攤位排隊都需要花上一個小時，但仍吸引大量人潮。我也去過一次，但看到這麼多人，實在覺得太可怕了，而且，你就算已經排到了，也不見得買得到，因為老闆的車子也只能載一定的量，賣完就沒有了。當時一方面覺得開心看見這樣的景象，但也生氣排不到，一方面心裡也想著：「為什麼只賣素食的夜市，人氣會突然這麼高？」

　　而這個平台，單純由單一社團發公告，每當素食夜市發文公布當週行程，網友就會迫不及待分享、轉發，訊息便快速散播。讓人驚訝的是，除了當地民眾參與之外，還有許多外地人，是專程開車來參加的。

二年前，台灣素食人口大約 12%，在日常生活中，尤其一些二線城市，要找到好吃的素食並不是一件容易的事情，大多都是以自助餐為主，三天兩頭很快就吃膩了。而台灣的知名文化「夜市」，更不可能友善素食，賣素食的攤位絕不超過兩家，因此，當素食小夜市巡迴到每一個地方時，大家一定都口耳相傳，並找願意共同去排隊的朋友。因為在這個場域裡頭，我們不用再去詢問，料理是不是素食、有沒有含肉了，對於素食者來說，該是多麼大的福音啊！

而經營了一年多後的小夜市，團隊也擴大到十五個品牌，夜市巡迴台灣也辦了近百場，每到週末就人潮爆滿。而我們正式參與的是南港這一場，也是規模最大的一次，因為人潮還因此上了焦點新聞。

親身感受素食小夜市的強大魅力

依稀記得，那天下午 4:30 剛到達，停車場已經排了長長的隊伍，成功路一段在 Google Map 上竟然因此顯示紅色（塞車），約四個籃球場大的場地，湧入超過 5,000 人。我們菜鳥第一次抵達的時候，不誇張，真的很像明星一樣，噢不！感覺更像要被搶食的廠商一樣，被數百雙眼睛盯著，壓力還真不小。但因為素食小夜市內部有規定，需要等老大喬治哥與樹巢抵達之後，才能開始安排其他攤商的位置，因此，大家也都有秩序的等候著。

半小時後，遠處有一台橘色的車子慢慢行駛進來，一群大約三十～四十位，排得非常整齊的隊伍就像螞蟻般，規律的跟著橘色車子移動，不誇張，每個人身上帶的除了包包、手機之外，都還有一張椅子！原來，這是大家都有的排隊策略。當下我看得目瞪口呆，心裡想著，到底是有多大的魅力，讓大家願意在這裡堅持著。

橘色車子定位之後，充滿巨星光環的喬治哥下車，就像佛光普照般，讓每個人的臉上洋溢著幸福的微笑，喬治哥親切的跟大家打招呼，謝謝大家的等待，並開始安排每台餐車的位置，突然感受到那種，大哥大的親臨，而我們這些小弟小妹享受著這短暫的光輝，與有榮焉的在這個團隊裡頭，瞬間走路都有風了。

　　不過馬上像被打了一巴掌，要回到現實，趕快準備攤位擺設了，有點熟能生巧的將東西歸位後，默默發現，我們好像什麼都有，但也好像什麼都缺。傻呼呼的那時，其實我們該有的設備都沒有，連桌子都需要借來，幸好當初有王爸

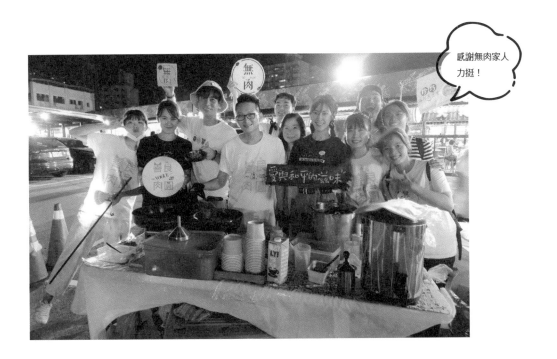

感謝無肉家人力挺！

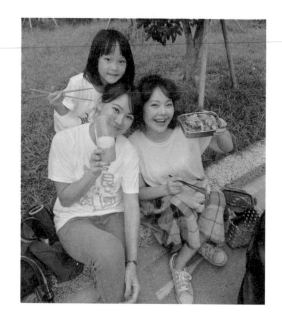

幫我們跟台北的朋友借，而這位朋友很熱心的將擺攤桌子借給我們，因為我們不住在台北，所以那時還拜託台北餐廳的蔬漫小姐老闆開著車幫我們去載，當時為了這張桌子，真的很勞師動眾。

有了桌子，卻不知道雨備要準備雨傘，還有吸引顧客的招牌、晚上的燈光等等，於是在現場，我們跟樹巢東借西借的，終於把東西備齊了，那時候他應該很後悔帶著我們這群菜鳥加入這場活動吧！（竊笑）

燒壞借來的桌子，燒出與貴人的緣分

當天的人潮，依舊很快的將這每一攤的美食掃完，短短幾個小時，善良肉圓再次破紀錄的賣了一千多顆，而我們這攤找了將近十位的幫手，才能迅速消化掉人潮。

第一次體驗這麼龐大的人群在攤位前等待，那看不到盡頭的隊伍，著實讓第一線服務人員充滿壓力，但當銷售一空的時候，那種成就感與體驗不是三言兩語能夠說清楚的，這龐大的支持者，真的讓我們

看見這世界的曙光，我永遠忘不了這場活動帶來的感動與學習。

　　但結束之後，我們把借來的煎台抬起來的時候，發現桌子整個臭火焦，還凹了一個洞，當下真的欲哭無淚。買了一些禮物，帶著萬分的歉意去還桌子的時候，沒想到對方竟然笑笑的說沒關係。當下心裡真的有說不出來的感動，更沒有想到，埋下了這個因緣，這個「對方」現在竟然是無肉團隊的夥伴之一，欽汶哥，也是善良芳茶的老闆。

上天為我開啟的學習之路

　　看似風光與神力的出攤畫面，但這樣的全台巡迴模式，不是一般人體力能負荷的。而且餐車乘載的空間、備料與重量都有限，加上油錢消耗、高速公路過路費，其實能夠賺到的利潤並沒有大家想像來得多，重點是這些老闆是基於推廣素食的理念才能如此堅持著。如果不是真心想推廣，長期舟車勞頓會負荷不了太久，我跟著跑了五、六十場，總是早出晚歸，總是需要承擔下雨的風險，總是要高度集中精神開車，常常一天沒有上廁所、喝水與進食，疲憊回到家之後，要整理與清洗所有器具，直到時間來到清晨陽光入眼，才能進入夢鄉。

　　以前我並不是真的通透所謂「上天安排好的」這件事，但在這些過程中，我漸漸走入這種命運的安排，我才發現，原來每一個人、每一件事、每一個發生，早就已經注定好結局是什麼。於是我全然的相信，每個靈魂的相遇，那些沒有預料到的百轉千迴，終是上天開啟的學習道路。

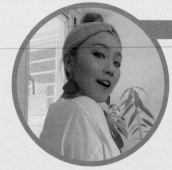

創造最療癒的純素甜點

全素，是一種選擇，一種生活方式。
沒有殺生的壓力，並非來自宗教的要求，
只是來自內心、決定要溫柔對待動物與地球的念頭。

在無肉市集開始出現在大家視野中時，市集中幾乎都能看到植福餅，這是來自高雄的千千所研發的純豆奶紅豆餅。六歲就自願吃素的千千，從小就立志要投入素食餐飲，歷經畢業時的素食冰淇淋創業後，重新整理出發，打造了純素豆奶紅豆餅，現在更發展出豆奶甜甜圈。用甜點本身的療癒特質，成為素食推廣的敲門磚，讓大家對純素飲食改觀，這樣才有機會讓大家更近一步認識純素。

推素的溫柔心意

這樣的想法，其實是來自於過去的經驗。一開始以創業推素時，直接把吃素與愛護動物劃上等號，無形中反而造成壓力，難道不吃素的人，就不愛護動物嗎？此外，她一直到成年，才進一步從奶素轉變成純素，於是知道轉素的困難與不便，因此更能同理葷轉素的辛苦，在推素上也多了份體貼。

提及熱衷推廣素食的芷睿，千千回想起相識的經過，即便兩人已經在 IG 上互相成為追蹤對象，但是真正的相認，還是在一次活動後的照片 tag 中才認出芷睿，因為當天埋首忙碌的她，根本無暇顧及現場有誰來了。當彼此相認之後，一拍即合

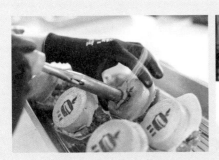
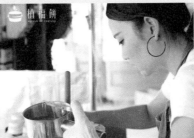
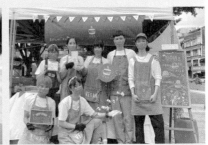

成了推素路上的擺攤好夥伴，千千也帶了許多來自高雄的廠商加入市集，其中更不乏願意打造純素飲食的葷食廠商。

無肉讓素食有了新的面貌

對千千來說，無肉市集替素食開創了新的面貌，把很多年輕的元素加入，原來無肉飲食可以這麼多樣、這麼年輕。大學也是專攻創意領域的她笑著說：「白色帳篷看起來就是舒心啊！」最讓千千感到不可思議的是，無肉市集對於零廢棄理念的堅持。還記得當時，她已經訂好了要裝紅豆餅的小紙盒，但若要符合零廢棄的精神，這些盒子是完全無法派上用場的！面對廠商的難題，芷睿找來了租用餐具，也鼓勵前來市集的大家自備餐盒。

現在的千千，將以豆奶甜甜圈，重新在台中出發，先將本顧好，才有能力再往外推廣，千千說：「當重新出現在市集的時候，就是一切都準備好，最好的時刻。」

以後，一定有機會在市集相見的。

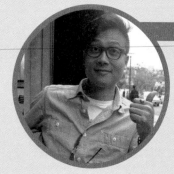

一張桌子牽起的無肉緣分

因為一張燒壞的桌子而結下了與無肉市集的緣分，
到成為一個品牌的主理人，對鄭欽汶來說，都是一開始沒想到的。
而更多的收穫是，自己也成為了一個更願意分享的人。

　　無肉創辦人芷睿提到，第一次善良肉圓出攤時，燒壞了借來的桌子，那還是請託朋友幫忙借和載運來的……桌子的主人就是善良芳茶的鄭欽汶。回想起這段往事，當時他充滿各種疑惑，要擺攤沒準備桌子？來載桌子竟然開轎車來？還不是本人來？即便如此他也沒有拒絕，這就是冥冥中的緣分吧！也因為此，讓他想到市集看看這個肇事者的盧山真面目。

從志工到成為廠商

　　自己也有舉辦素食推廣活動經驗的他，因為好奇來到了市集。當天對鄭欽汶來說，非常奇特，因為攤主還沒

到，攤位前已經大排長龍。等到善良肉圓一到，鄭欽汶很自然的伸出手幫忙，一幫就是四、五個小時，第一次與芷睿擺攤的美好經驗，讓他日後成為無肉市集的志工。

　　直到有一天，大家發現市集裡並沒有飲料的攤位，也發現吃完肉圓，會很自然的想要搭配飲料，因緣際會之下，他有了開發飲料的任務！以適合市集販售也容易研發的奶茶開始，在3V 惟根小鎮的幫忙下，有植物奶樣品可測試，再加上自己對沖泡咖啡的研究，就以這些資源和基本常識，在很短的時間產出品牌與商品，就在善

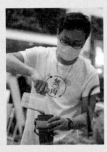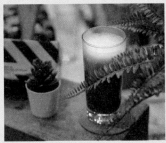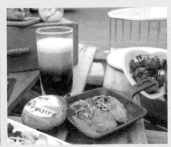

良肉圓旁販售。鄭欽汶笑著說：「我的品牌基本上是靠著肉圓生存的。」直到有客人回頭熱切的詢問，才對產品有了信心，原來風味與愛護動物的心，一杯燕麥奶茶就可以兼顧。

無肉市集帶來的改變

從志工到廠商的這段日子，一路看著無肉市集，屢屢有讓他覺得不可思議、換成自己早就放棄的事件出現。比方說，當決定零廢棄的那一刻，當下所有廠商是靜默的，但為了愛護環境的理念，願意麻煩一點，願意犧牲一點利潤，讓市集成為百分百零廢棄的場域；台北板橋體育館的市集前一晚，滂沱大雨中芷睿和 Vivi 兩人就簡單找個遮蔽，打開電腦在夜色中繼續調度的畫面，欽汶說：「如果是他，應該會被擊垮吧！」還有創辦品牌過程中，大家無私的幫助，都深深震撼著他的內心與認知，也讓他成為更願意分享善意的人。

雖然鄭欽汶總說自己在無肉市集裡，就是陪伴與跟隨，但這份陪伴正是市集凝聚的關鍵，也是無肉市集最獨特之處。誠如他所說，無肉市集很美，不只是視覺上的美，氣氛與人情更美，歡迎來到市集，感受對環境與動物友善的美。

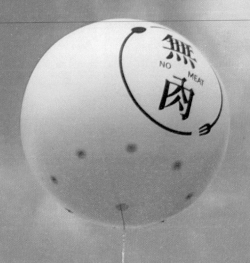

誕生，無肉市集

飲食不是葷素的距離，而是美味的呈現

．

　　一次出攤後，Eason 打了通電話給我，我們分享對於推廣素食的想法，交流彼此的經驗，最後聊出了一個以主題市集來推廣素食的想法，就是現在大家熟悉的「無肉市集」，從此，我和 Eason、Vivi 一起踏上了這條無肉之路。

　　2019 年，全球掀起了一股蔬食風，我們也朝著新意識抬頭的思想，開啟了無肉市集的新生活推廣，我們邀約全台不同城市的每一個知名品牌加入這樣的全台巡迴計劃，將各地不同口味的美食，集合在一個城市，透過一個全新的面貌，翻轉大眾所熟悉的平民美食，讓吃素不是一種犧牲與妥協。

創業推廣素食，很美也很考驗

　　一般來說，創業都會開餐廳，但我們為什麼要選擇一個以流浪為主軸的生活呢？其實一開始真的也沒有這些遠見的想法，只是覺得素食取得有點難，就算

外縣市有很好吃的食物，也不一定有辦法跑到每個城市去品嚐，而市集比較容易凝聚大家，可以將我們喜歡的美食聚集在同一個城市，移動到不同城市的時候，也很容易交到不同的朋友，甚至還可以渡假，覺得是一件很棒的事情。

當初跟 Vivi 在共同想名字的時候，我們都構思一些可能有點洋氣的，別人看不懂、好像有點厲害，但又擔心別人不知道我們在做什麼，也希望大家對我們的第一印象是可以印記到腦海裡的、而且有記憶點的，而 Vivi 翻了我們白眼後理智的說：「無肉這兩個字就是最直接、容易被記得的。」就這樣，隨性帶點認真的定案了。

創辦以來的最大難題，與廠商間的協調是團隊比較花心力的地方，包含著人與人之間的相處、互動、調配、安排，更重要的是對無肉理念的認同，還有引領葷食廠商轉素的過程，都是相當耗費時間與精力的，而這些過程都是沒有任何盈利的。無肉的廠商遍布全台，合作以推廣為第一要素，我們更希望帶領每一個廠商走遍全台灣，在這過程，能夠漸漸喜歡上這樣的文化，並將這份信念植入心中，在市集中，也能分享給每一個客人。

不只是市集，更不只是素食市集

當然，每一場活動都會有各種問題，而心境上也都會有一些焦慮、掙扎與難過，但心裡想著每辦一場市集除了挑戰人、事、物，我們也必須將養分分送給每個人，就像遇到廠商食材損壞的問題，設備當天壞掉，完全無法營業，我們需要陪伴他轉換心情，因為我們的信念只是為了讓世界更好、讓彼此共好共善，即使在困境中，也讓彼此知道，這是很好的歷練，因為我們都是在用自己的生命感動別人的生命，我們投射出去的每一絲信念，都可以為世界帶來改

變，而這件事，每一個人都可以做得到。

對於市集，食物方面，我們有些觀點：
食物的內容，可以創造記憶的連結。
食物的擺盤，可以創造與人的溫度。
食物的顏色，可以創造感覺的元素。

因此在每一場市集裡，希望每個廠商都
可以創造出市集「新產品」，就像是不在
蔬食餐廳菜單上的料理，在無肉市集必須
推出限定版的菜色，這樣每個人就能跟著
我們去發想更多的可能性，持續進步與成
長，與團體的連結也會愈來愈深，而且也
可以讓每一個參與市集活動的人覺得這是
一個不斷有新創意的地方，每一回都值得
被期待。

除了食物，我更喜歡在地素材，市集若
能符合在地，也多了一個話題。再結合辦
市集的初心與目標，讓每一場活動都有一
個因，果就會開始發酵了。

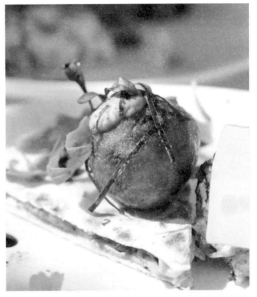

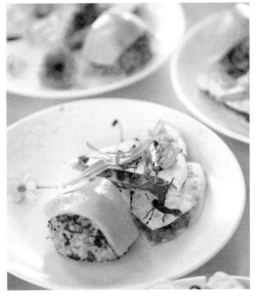

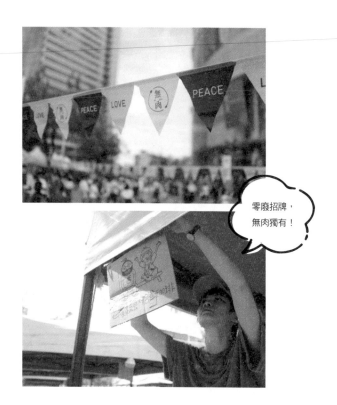

零廢招牌，
無肉獨有！

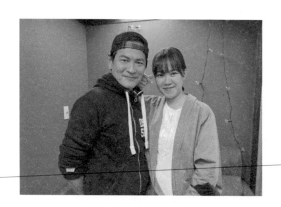

廢物利用，既環保又能連結在地

　　主題不同，每一次的因緣不同，我們有時候會遇到準備被丟棄的材料，比如：建商廢棄的磁磚、板料或是無法再使用的布料等等，還有現場場地時常都會有一些丟在路邊的東西，或是大家沒有在用的，我們也都會拿來加工與布置，希望可以將在地的一些相關物品做一些連結，而且我們也希望每一次布置物的來源都可以有永續的選擇。所以每一次幫大家手繪的招牌，大家都會珍惜的留在自家餐廳裡，當我們到這些餐廳用餐的時候，都時常可以看見這些一起打仗過的痕跡。

　　市集的發想從 How 與 Why 開始，每一次接案的時候，我第一個想的就是，我為什麼要做這件事？然後我想透過這件事去影響與改變什麼？有了核心才能開始延伸、思考與發展。我最常問設計夥伴的一句話就是：「這個畫面有感動到你嗎？」如果沒有，那就要再重新去感受這個初心，讓每一次的呈現都能自帶光芒，也能溫暖到別人。

其實，每次辦市集，最需要燒腦的就是如何把一堆又一堆的布置物載到活動場地，載運之前還要跟場地協調空間置放。如果路程很遠，我們時常要請全部的夥伴，分批幫忙運送，一來一往的就要花上五趟以上的車程，活動結束後，就開始賴著臉皮的請求台中廠商幫忙載一些回家，而每一次活動結束，每一個廠商真的都很義氣的、二話不說的協助我們完成。

當市集進行中：我最喜歡在市集裡做的事情

觀察廠商、看大家使用的食材、料理的方式以及出餐的過程是否安全、衛生，是每場市集中，我會做的事情，在後面走來走去，跟每個廠商打招呼，聊聊近況，打打氣，討論我們要做的事情，看看願景，更是支持我們一直往下走的模式。

也許我們都在不知不覺中幫助了誰飛翔，也可能因某些小能量鼓舞了自己，希望這樣的善，可以不斷的延續下去。在市集中，每個參與的廠商，都是會互相幫忙的，大家忙完都會彼此幫忙、叫賣與餵食，結束之後，永遠會為彼此留下一份晚餐，你會看見每個人走來走去，都是在互相交換食物，甚至幫忙搬東西、聊聊天，留到很晚才會離開，大家已經把這件事當成一種另類的儀式感，那樣親切，那樣美好。

我覺得生命當中會出現一種幸福感，跟當時是誰站在你旁邊很有關係，不是說你站在誰旁邊就可以怎樣或是從中獲得什麼，而是，這個在你身旁的人，他可以在你人生的高與低、挫折到轉折中，去找到那個關鍵的問題，然後用欣賞的角度去看待它，並成為那一個在最初就欣賞你的人，這些夥伴們，一路走來始終如一。

在無肉市集中，我們推動了裸買裸賣，也很高興一個念頭竟然可以發揮影響力。畢竟願意改變才會有轉機，有時候是備案，最後卻變成方案。也多虧了這二年有許多租借餐具的平台，以前我以為如果不提供餐具，我就得自己買一堆的餐具，那肯定要花很多錢的，所以當有企業平台願意提供這樣的共好機會，真的替我們省下很多的成本壓力，只是這件事需要全部的廠商認同與配合，才能真的永續的推動下去，大家肯定沒有想過，以我們一場市集，最高有四萬的人潮量，每個人到一個攤位購買，廠商會提供給你紙盒、橡皮筋、筷子、杯子、杯蓋、吸管、吸管套、塑膠袋等等，當天的垃圾量總共會達到五十六萬個，這成堆的垃圾，大家有想過他們會被放到哪裡嗎？

下回，帶著自己的環保餐具出門吧！

台北 101 的排隊風景

有次，我們參與了一場在台北 101 前停車場的合作，這是一個不容易的決定，平常我們都是十幾個品牌出動，這場活動只有四個品牌，當要孤軍奮戰的時候，我們其實都帶著不確定的心情，畢竟是脫離了舒適圈，就是獨立單飛的考驗了。更何況，這天除了我們之外，還跟幾個葷食品牌共同參與，多半的品牌都有極高的人氣。所以這場活動好像在 PK 一樣，正當我們努力請所有台北朋友支援的時候，現場等待我們的客人早已經占滿半個停車場，鬆了一口氣之後，也迎來另一種面對人潮的壓力，沒有太多的寒暄，便開始加速準備。

那時，借我們桌子的朋友，欽汶哥突然來訊息說：「他可以來幫忙。」真的是天上掉下來的禮物，也是這一次，拉近了我們的距離。雖然事後，他一直說：「我們這群人真的很奇葩，做的事情也不是他所能理解，但卻覺得我們有一股

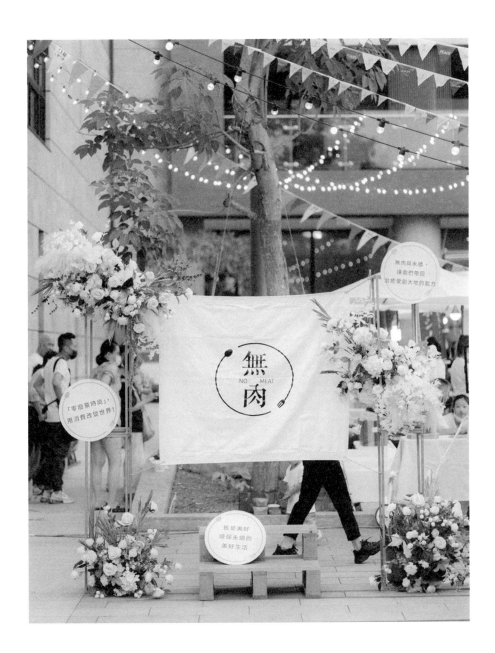

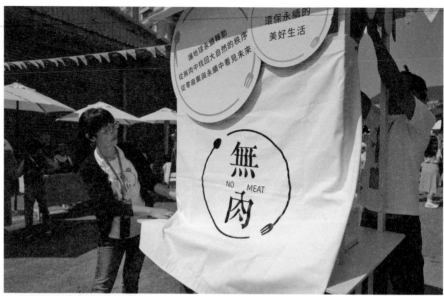

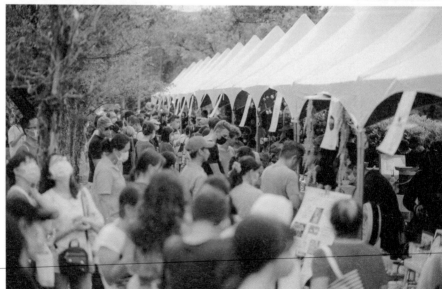

說不上來的真誠。」我只能說，在蔬食的生活圈中，大部分的人們都是非常團結的，從發布消息到活動的開始，雖然只有短短的幾天，很特別的是，這樣的訊息觸及與傳遞是很快速的，雖然我們並不知道大家如何看見這個活動，但一傳十，十傳百的力量，是不容小覷的。

在混亂忙一陣之後，肉圓也完售了，欽汶突然說要介紹一個朋友給我認識。

欽汶：「Chelsea，這位是稻荷集團的總經理。」（現在在鄉間種稻米了）

我：「您好您好。」當時腦海不斷冒出問號，稻荷集團是什麼？微笑又不失禮貌的趕快 Google 相關資訊，直到隔了幾天才知道，原來他是影響稻荷集團轉純素的靈魂人物，根本是我心中的偶像啊！

這位偶像就是皇銘哥，彼此認識了之後，他像個探索世界的初生嬰兒，好奇我們的所有行動與想法，但又保持了一個不打擾的距離，遠遠的關心我們，時常拿食物餵食我們。我那時覺得皇銘哥三顧茅廬一定有什麼企圖，所以在第三次碰面的時候，我直接問他：「皇銘哥，你找我一定有什麼事，對吧！」這句話，開啟了我們後續的所有合作：三場市集的美好回憶。

讓餐飲集團走入純素的天使們

除了皇銘哥還有他身邊的立亭姐，這兩位天使貴人，他們影響了當時任職的餐飲集團全面轉成純素，這個過程經歷了太多的不被相信、看笑話與冷漠看待，但他們從來沒有放棄，努力從自身做起，融入大家的工作生活，與大家一起做一樣的事，不只是從零到有，還做到了讓每個人都佩服的改變，他們僅是靠著信念而做到。

在這條路上他們兩位絕對是影響我最深遠的。我們從開始認識、熟悉彼此，也漸漸的開啟了更多美好的緣分，我們時常聚在一起吃飯，聊生活聊私事，漸漸的從這些生活中打開了開關。立亭姐會給我一些方向目標，她就像個諮商師一樣，不斷挖出我內在的能量，引導著我的靈感泉源，他們就像我的靠山，那樣的有力、有溫度，讓我覺得我真的可以做到那樣有力量。

「是以聖人退其身而身先」這是皇銘哥獨有的魅力，作為一個集團的領導者，總是為自己的團隊夥伴考慮，溫柔與陪伴大家成長，那種匠人精神讓我很有感觸，也明白「退其身」之後，包袱會變輕，心裡的糾結會更少。是我深入認識這位領導者之後，在他身上所學習到的。

無肉不再是宗教與許願才能做到

在短短二年內，我們漸漸發現，市集中穿梭的人群中，竟然有一半是葷食與環保者，而他們是因為喜愛無肉的氛圍、好吃的美食而追隨著，甚至覺得這是一種新時代與新潮流，加上市集以裸買裸賣進行，如果沒有自備環保餐具，是無法享用美食，因為這樣新型態的堅持，更吸引了熱愛環保、同樣致力環境保護的一群人，默默支持著。

在校園中，也經常聽到大學生和朋友分享「你知道無肉市集嗎？」「要不要一起去無肉市集？」大家開始呼朋引伴集合在市集中，手上帶著環保餐具和野餐墊相聚在一起，伴隨著音樂聊著天，這樣的市集氛圍漸漸成為另一種生活習慣，是無肉精神更是一種社會運動的展現。

被看見的負作用與正影響

無肉市集被模仿已經不再是新鮮事，圖片、文案、設計也可以在海外被看見，當下團隊都會感到生氣，畢竟將夥伴們的心血直接使用，確實也是挺讓人懊惱。但一時的情緒並不會將大家帶偏離，我們終究還是會回歸到做這件事情的初衷，提醒彼此，市集不過是一個過客，是一個無私的推素平台，當你把市集當商業看待，市集的理念將不復存在。

成功是很難複製的，我也只能用經驗和行動歸納出一些道理，畢竟我們並不會一直重覆同樣的行為模式與行銷，成功的模式是需要培養不斷嘗試和創新的習慣，也許宇宙偶爾會提醒，試試看別條路，無需擔憂跌倒，只需擔心我們做這件事的熱忱是否一直都在。

「長而不宰」是這個星球在做的事，我們或許可以學習和模仿，但要讓所有的生命體驗他們所選擇的路，不抱怨也不批判，只是安靜的在旁觀察，適時的引導一下，讓每個人自己發現自己是誰，為何要來，而該往哪裡去，做這件事情的意義是什麼，才是核心價值。生命歷程，是一個漸行漸遠卻又不斷返回的地點，我們在每一步的考驗中，不斷淬鍊自己的生命，從不完整走向完整，從完整看見自我的使命，人類與動物、生命與生命的撞擊中，更看見生命應該有的和平與平等，因此我們開始用我們的方式來捍衛全宇宙的生命，並用善良來回饋地球母親。

在這三年，我們走入人群修智慧，走訪了全台十個以上的城市，累積了三十幾場市集經驗，從微型場 3,000 人的參與，到大場四萬多人的參與，顛覆每個人心中那對素食的刻板印象，喚醒每個人對動物生命的那份同理與愛。

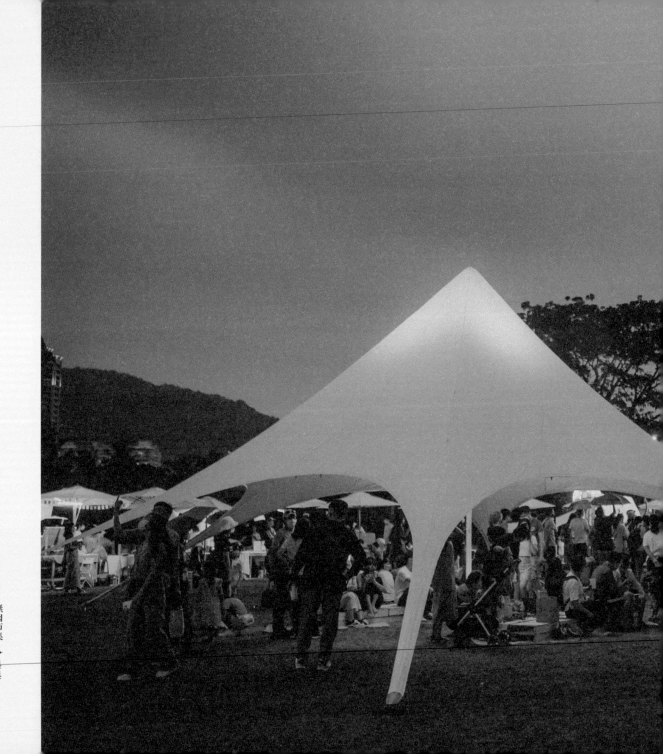

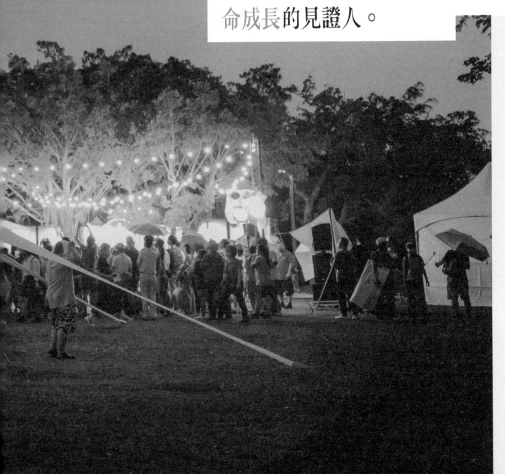

我們的生命，有人欣賞，就產生了美感。

　　因為我們就是彼此生命的欣賞者，更是生命成長的見證人。

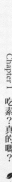

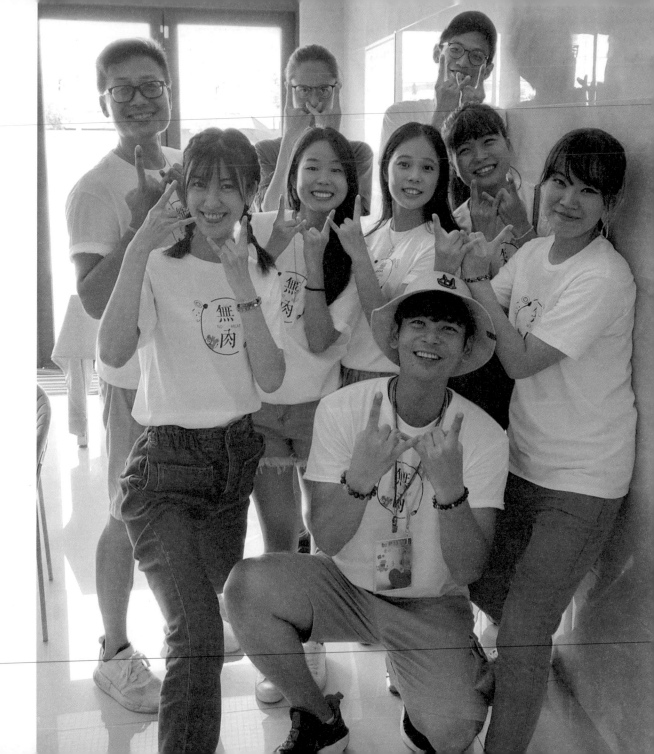

每辦一場市集，
做一場公益

向天學習給予、幫助每個人

　　道德經裡提到「予善天」，要我們盡量幫助他人，不索取；像天一樣去給予，無聲無息的幫助他人，善解不給壓力，是一種美德。

　　其實，一個人的一生，只要願意奉獻，都是自我成長的機會，這些成長，包含了心靈層面，以前曾經恍恍惚惚過日子，時間總在蹉跎中溜走了，例如我出版這本書，也是肇因於我的愛管閒事。說起推廣素食、舉辦市集，其實做好份內的事情就好，但當時一場演講，開啟了我更多次的演講，為了這些演講與報告，我自己學習做PPT、讀了許多書、網路查了很多相關資料，並寫成數萬字，這件事日後又促進了我的邏輯表達；我突然開始研究了佛法，開始整理很多法與生活的連結，我的思路愈來愈清晰了。

　　生而為人，就要不停的求進步，其方法與原則，不外乎做好自己份內的事情

之外，也要多參與服務他人的活動，如此一來，不但能調劑生活，同時也能拓展自我的深度與寬度，為自己創造更多寬廣的際遇，達到利他的精神。

疫情裡更需要無私與利他

在疫情緊張的日子裡，我們與慈濟基金會邀請無肉市集的大家，共同送物資至南投偏鄉，透過送出這 2,500 箱的物資箱，行無私與利他的精神，並讓我們得以將這精神理念的種子，善循環下去。

當時，只有短短的幾天，我請求台中的一家樂膳自然無毒蔬食超市，開始聯絡了台灣在地生產的米、燕麥與醬料等等廠商，工廠都非常支持的加班生產，尤其在台中霧峰農會的黃總幹事，不僅提供友善的價錢，還自掏腰包付了運費，並說：「好事一起做。」當時，心裡好感激，台灣總是有這麼美麗的人與事。

我也記得，在埔里這場市集結束之後，到了埔里的仁愛鄉親愛國小做公益，認識了一群所謂的邊緣戶，因為他們是無法接受補助的，因此我又打電話給南投陳宜君議員聯絡相關單位，深入了解當地真正需要幫忙的家庭，與食物銀行聯絡，表達希望提供防疫箱給需要幫助的鎮民。

聚集了目前台灣在推廣素食非常有力量的網路名人，共同集結好的商品，來幫助這些家庭能夠安心渡過疫情期間。我找了台灣知名的網路與店面超市，有大家耳熟能詳的天天里仁、樂膳無毒自然蔬食超市、3V 惟根小鎮、Mr. 豐田、蔬食家、靜思書軒、稻荷集團，請他們準備防疫箱，每箱都設定在 1,000 元內，每箱大約都有八～九個商品，每個平台都提供折扣與優惠，並由一群年輕人去

聯絡與決定商品，而每個商品的選擇，都秉持純素與友善環境的理念。

我在慈濟的時候，聽上人說過：「一日不做，一日不食，每一個商品都是師父們努力工作賺來的錢，再捐款給需要的人。」那時深受感動，所以我們也學習、延續這樣的精神，自己設計衣服，找台灣的有機棉廠商，請這些知名的推廣者一起來集思廣益，並在網上發起「異體同心」的義賣活動，為了讓更多人有機會參與這樣的活動。

在這個世界中，我們雖然長得不一樣、個性不一樣、但我們的心都是一樣的，當心跟心連在一起，就會形成巨大的力量。推素的過程中，我學習到更多關於「取之社會，用之社會」的道理。因此，在後疫情時代，我們應該覺醒，並透過不同的方式，將每個人的善念串在一起，這也是我們的使命與美好的未來。

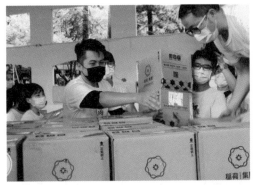

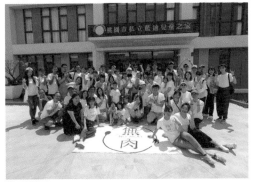

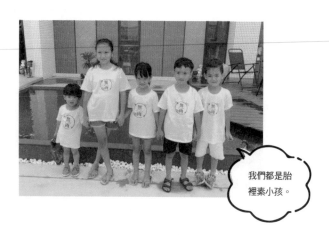

我們都是胎裡素小孩。

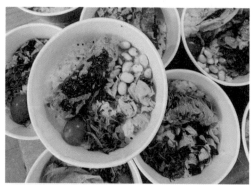

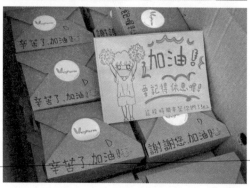

拉長情，擴大愛

　　女兒也貢獻了設計衣服的手稿與想法，她覺得這個地球目前雖然有很多病毒，但也有很多人在守護著，只要我們手牽手，就可以很有力量了。

　　此次公益活動，除了幫助到真正需要的家庭，我們更期望藉環境的議題來鼓勵民眾開始喜歡上植物性飲食，藉由社會創新的方式，為地球盡一份心力，並將這樣的理念實踐落實在生活中，更希望在這次的過程，拋磚引玉，讓更多志同道合的大家一起來參與，不分年紀，都能共同奉獻自己那無私的一份愛。

　　2021 年 6 月一整個月，總共送出了 1,500 個便當與 2,000 份點心。

　　回想起，疫情剛爆發的幾天，我們守在家裡 2 週多，很多朋友說，要去山上閉關了，但當我看到醫療人員沒有一刻停下來的守護這麼多人，我那時只問自己，可以為他們做些什麼？那瞬間，突然看到網路有一家餐廳分享了他們送甜點給醫療人

員，我馬上詢問我可不可以加入，因此開始了一個多月以食送愛的故事。

我們找了很多需要幫助的餐廳，跟他們討論菜色，盡可能使用可以分解的餐盒，大家會製作卡片，寫上感恩，我們要求每一個餐點在顏色上可以很繽紛，讓大家打開便當那一刻可以感到幸福，也能被甜點溫暖疲憊的身體。

我們送了一週的台中慈濟醫院，認識了一群很棒的年輕醫生護士，他們紛紛表示，如果可以每天吃這些，他們都願意吃素。在此，我想感恩阿敏師姑，當她知道我們在送便當的時候，請我也幫忙送台中慈院。師姑說：「要讓這些辛苦的前線人員，不僅要吃飽、吃健康，也要讓他們喜歡上素食的餐點。」還請我找很多點心，就是為了讓前線沒空吃飯的醫療人員，至少能吃些點心來果腹。當時，聽到師姑一番話，覺得一定要好好完成這個充滿溫暖的任務。

我開始聯絡醫院與台中在地餐廳，也為了維護餐點品質與豐富性，除了分配數量，還有一一確認菜色、取餐時間、還有聯繫夥伴開車送達。過程中，串起了無數人的希望與愛，從發動、聯絡醫院窗口、餐點再到安排送餐夥伴，每一個環節看起來很繁瑣，卻又緊扣著每個人心頭，最初的那份簡單的付出。大家沒有分別心，細細感受著這份愛的流動，真誠、可愛又可貴。因為愛讓我們的心靠在一起，透過彼此傳遞正能量。

送便當的意義，不僅僅是做便當，而是透過這個便當，與他人交流、傳達背後那份關懷，這過程中，更是收到許許多多醫護人員的回饋，分享著過程得到的喜悅。

疫情帶來的意識覺醒

與無家者的認識與連結

「上與君王並坐不以為貴，下與乞丐同行不以為賤。」這就是知足。

送了一個月的醫療便當之後，有一天，我突然在自己的意識畫面中，連結到許多人沒有飯吃的畫面。當下就跟夥伴 Doris 說：「我們去送街友好嗎？」我們臨時買了一些東西，還有將車上的一箱乾糧帶著，沒有經驗的我們，只能憑著感覺、探路的方式去尋找無家者，當時的心情是忐忑的，因為我們面對的是未知與零經驗。

記得那天還飄著雨，車子停好後，沒有經驗，不知該怎麼開口才會讓他們覺得是分享食物的心情，於是夥伴 Doris 試探的問：「大哥，我們可以分享這個食物給你嗎？」自己覺得聽下來很舒服也跟著這樣詢問。慢慢的大家開始靠過來，並告訴我們說另一邊還有很多人。將車開到另一頭，車子停好，下著細

著細雨，突然間開始大排長龍了（心想這不是市集才有的景象嗎），心裡擔憂群聚發生，便用最快的速度開始給予，發著發著，人沒有減少，箱子的食物卻見底了。

最後我大哭了，因為很多人沒有拿到……他們卻一直說沒關係，問著我們明天會再來嗎？開車要小心喔……一直揮手跟我們再見。回到車上爆哭很久很久，整理情緒，馬上打電話給大瑪南洋蔬食的小安，請他們隔天準備 130 個水煎包，並邀請小安與樂膳超市的 Ellen 一起去。

以善出發，完善每個為難與狼狽

第二天，我們也包了一些口罩去送給街友，但卻遇到很多突發狀況，街友打架、被趕、鐵路局的溫柔關切、下大雨……大家在狼狽的雨中，也深刻了解到每個人立場不同的處境與為難，我們回到家開會，討論一些新的運送方式。第三天，好像上天安排好的一樣，原本跟台南的 Umm Umm 烘焙店有約定好要送一箱麵包給醫療人員，而這箱竟然提早到了，還好沒有答應要給哪家醫院，當下心想，一定是老

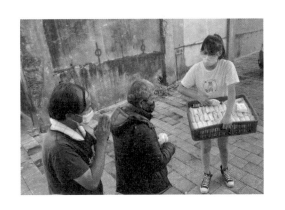

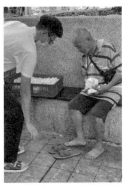

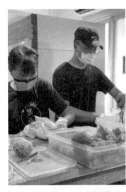

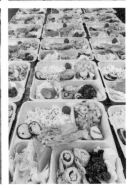

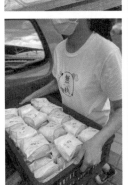

天爺要我送給街友的。我們就拜託了半半食室的 Jason 幫我們回烤，而水煎包一樣準備了 130 顆。

我們再度上去車站二樓，因為那裡有很多行動不便的街友，但，再度收到鐵路局人員前來關心，在他們的立場上確實有一些為難與擔憂，所以我們覺得要幫忙大家解決這個困擾，於是開始提醒大家，不要亂丟垃圾，要戴好口罩，不要影響路過坐車的旅人。下樓後，看見一個阿伯沒有鞋子，小安馬上暖心的從車上拿一雙拖鞋下來，當下我們又哭了。每一個時刻就像電影情節般，從這些細節中一直帶我們去看見很多生活中血淋淋的事實，不斷在內心來回衝撞。

晚上，收到了兩箱口罩，是來自網路朋友的愛心，還有朋友 Yuri、子儀、亞里、Stracey 說要一起付出的心意，網路上更是湧入許許多多的鼓勵與支持，回覆著每個可愛的訊息，在百感交集的夜晚一直失眠到早上，真的很感謝很感謝大家在這個時刻與我們共振能量，如此美好、如此溫暖。

一天一天進化的公益行動

第四天，我們又整理了五入一包的口罩去發送，請小洋幫忙煎六十份大阪燒，邀請樂膳 Ellen、導演新中與 Cooper 前去幫忙。發送中途，遇到一位婆婆問著：「這是素的嗎？因為我吃素。」我們當下內在很激動的說：「這是素的，是素的，妳安心吃！因為我們都吃素喔！」婆婆當下很安心很滿足的道謝，邊走邊跟我們再見，還件事真的很振奮我們的心情。五分鐘發完了車站，再開車到台中公園，邊走邊找街友，因為我們還不熟路線，所以街友們很可愛的帶著我們去分享給更多的朋友，一路上，雖然天氣很悶熱，但心情暖呼呼的。

第五天，我們學會了更多方式，準備了酒精幫街友消毒手再取餐，提醒他們要時時消毒保護彼此，今天的餐點是由半半食室、小麥過敏準備的青醬煙燻飯團、還有子儀哥送的晶潤雪耳，樂膳每天準備的果汁，一樣快閃了三個地方，大家更有默契、更有秩序了，我們開始熟悉了，時間到了，他們會等待我們，不停跟我們揮手，幫我們管理秩序，跟我們不停的感恩、明天見的聲音迴盪在耳邊……

疫情，不知道何時才能停息，但我想，我們心中的熱情與愛不能停息啊！一直想起，上人說的：「行善要有智慧。」在這五天中，我們從生活經驗中悟出了這句話的意涵，每一步無不是教會我們從生活中去佈施慈悲與關懷，更重要的是每一件事情背後的教育意義，不僅僅是這些街友得到什麼，前線的我們、看著訊息的你們，一定也在這個過程中，一直勾勒出心中的善念，甚至是一個善循環的啟動，對嗎？

行善，要對自己做起

我們做的事情也許不能改變全世界，但一定可以改變一個人的全世界。無肉團隊在每一個階段中，都盡可能做到回饋社會，以行動付出。每一個起心動念都很簡單，想做就去嘗試，無論結果，都只想讓世界更好而已，也希望在這樣緊繃的疫情氛圍中，能為他們帶來更多的溫暖，僅此而已，願力發送，佈施的是心中的愛，將心中的感恩送給每一個人。

經常看到經典教導我們，要先會愛自己才能夠真正愛別人，當我們真正的停止內在的戰爭，才能讓心中的愛燃起，並真正產生能量去幫助別人，發自內心真正的感到幸福與知足，才能將這份幸福帶給別人。

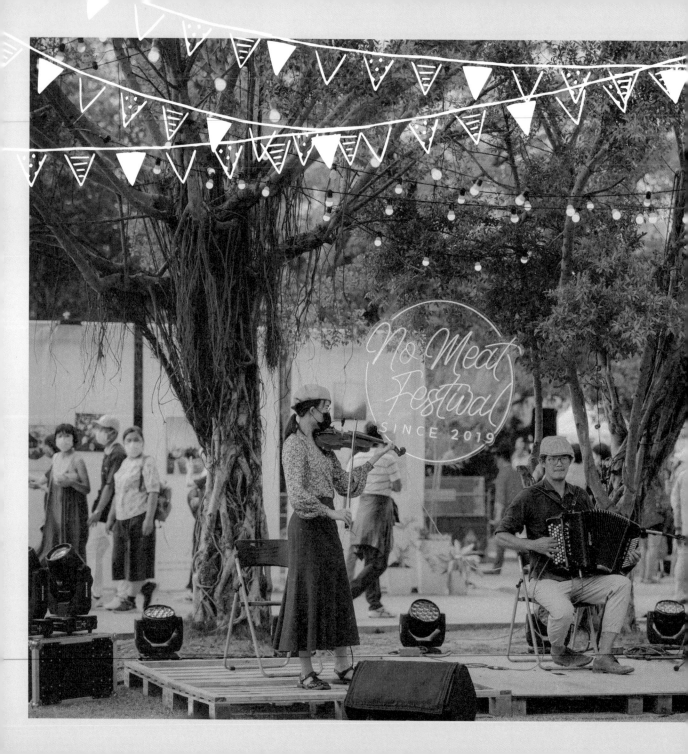

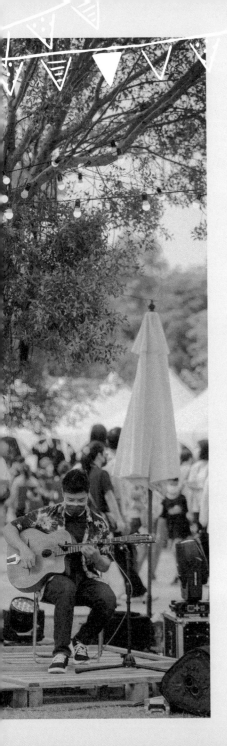

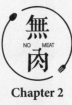

無肉
NO MEAT

Chapter 2

瘋了，才辦市集

無肉這三年每一場市集，各有各的精彩。

我們就像搭乘時光機，

看著幻燈片一幕一幕播放著⋯⋯

就算燈光暗去，愛也不曾散去。

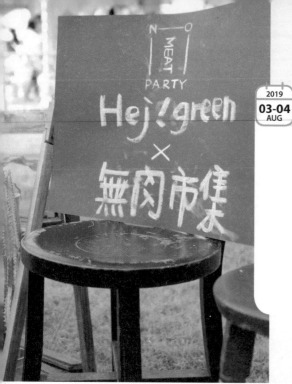

第一場無肉市集
傻人傻福齊聚的初登場

籌備了半個月，傻子的第一場無肉市集，發生了。
收穫的都是學習，只要留一點餘地，養份就會這麼悄悄地鑽進來。
我們相約，定期相聚、互通有無，
持續傳遞心中認定的日常生活理念。

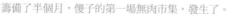

　　我們很幸運，有建商願意提供免費的場地、桌子跟陽傘，在第一次、零經驗的情況下，市集基本的可能需求都已被解決。除此之外，還有夢幻的親子旋轉木馬與摩天輪！讓幻想中的童年遊樂設施結合純素市集，真的是很不可思議的組合。

　　市集的二十幾個品牌，包括台北的每個廠商，我都親自拜訪與邀請，一週內確認了所有的參與廠商。即便第一次的市集，我們並沒有任何經驗與想法，甚至不知道會不會有人來。

粉絲頁新成立，根本沒有人追蹤；行銷更不用說，只能透過每一家參與的品牌幫忙傳遞活動訊息。請求我們的好朋友分享，用零成本、最笨的方法去連結與打廣告，我們很幸運的，第一次的流量就突破我們預期，粉絲頁衝到了 1,000 多人，參加人數達到 3,000 多人，給我們打了一劑強心針。

至今永遠忘不了的是，第一場的攤位費只收新台幣 500 元，不僅幫大家製作了招牌，最後盈餘還全額捐出。我們也是在這一次的市集體驗中，更進一步的定位市集的理念：做非營利組織的無肉推廣。

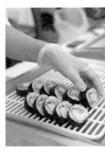

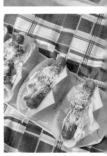

第一天：車子爆胎！善良肉圓要缺席了嗎？

市集第一天，就來了大考驗，一次身兼二職，要辦市集又要賣肉圓，也需要找到很多的幫手，頭腦要不斷轉換立場思考與分配任務，眼看著時間漸漸逼近，各個城市的品牌都到齊了，只有善良肉圓的位置是空著的……忐忑的情緒油然而生。

思緒正在迴盪時，我接到夥伴的電話說車子在高速公路上爆胎了。登愣！緊張安全之餘，理智線也斷了，眼看著排隊人潮已經看不見盡頭，心裡百感交集，一方面安心這場市集有客人進來了，另一方面擔憂夥伴們的安全，也需要安撫現場已經在等待的客人們。

當下瞬間明白，一個市集要操心的還有面對突發狀況時的危機處理。

幸好，在安撫現場客人之後，市集順利開始了，人潮不斷不斷湧進來，好多人攜家帶眷，很多人自備餐墊就席地而坐，開始共享美食。

第二天：滂沱大雨中為市集找到定位

但市集第 2 天，雷陣雨沒有停止的下了整整 1 個小時！當時我才知道，原來我們需要雨天備案，但我們沒有。為了讓市集有完整的視覺呈現，並沒有考量到下雨的可能，我們真的太大膽之外，也跟上天借了點運氣。

當下第一個念頭是：「完蛋了，廠商食物沒有賣完怎麼辦，客人都散去了怎麼辦，活動被迫要提早結束怎麼辦！」當時，我站在一個角落，頭腦跟著雷聲一起轟隆轟隆，我心想：「我唯一能做的就是開始跟上天溝通。」正在慌張之餘，突然看見一個人，拿著很多雨傘穿梭在各個攤商間，幫每個廠商遮雨蓋布，檢查電線是否有淋到雨，問候每一個人，協助解決每一個問題，是當下那股力量震撼到我，原來，我能做的是這些。

這場雨，下得很美，因為它譜出的是美麗的畫面與互助的人心，也是開啟心中信念的鑰匙，好美好美啊！我當下眼角泛淚的感恩著他，他就是幸福咖啡東山店的老闆，鄧秉禾。謝謝你，啟動了人與人之間，那最簡單與純粹的付出，這個畫面不斷衝撞出我的思維，彷彿有個聲音告訴我，你要做的事情就是這個啊！將每個人的心串在一起，溫柔堅定的聲音不斷的響起……

哀傷的垃圾，心裡被內疚淹沒

這場市集，事先與廠商溝通的是，可以提供紙盒，但不提供餐具與塑膠袋，當時只覺得減塑非常的重要，並沒有意識到辦市集會為世界帶來什麼效應。一開始的想法，只是希望透過這樣的平台集結眾多的素食，讓對於身為素食者的大家不再覺得孤單，更能透過市集，吃到全台灣的無肉美食，所以那時候只覺得能夠推廣素食就是做了件對的事情。

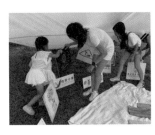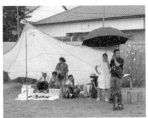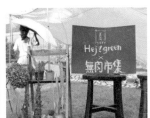

　但當天活動結束之後，看見一包又一包的垃圾袋、滿滿的廚餘、湯汁流得滿地都是，那一瞬間的畫面，投射出我的內疚感。當下問自己，我在推廣素食，同時為世界帶來無可計量的垃圾，這是我想要的嗎？

　以前的我，是個無塑不歡的人，手上就算拎好幾個塑膠袋也不覺得跟環境有什麼關聯，一切皆以便利為主。到菜市場採買，一把蔬菜一個袋子，每顆橘子也是一個袋子，一個大塑膠袋裡佈滿著各式各樣大小的包材。回到家，媽媽還會唸我買個午餐，製造一堆的垃圾，很不環保。當下我是很生氣的，義正嚴辭的以生活便利性的需求來反駁，並將所有過錯歸給餐廳業者們。我們毫無意識的拿著這些東西，毫無意識的將這些東西丟到垃圾桶裡，試想著，我們一天為這個世界製造了多少的垃圾呢？

　一個市集引領我進入自己的生活，我開始主動思考自身的行為模式，我們有可能因為一個人說的一句話改變，也有可能因為主流環境而改變，也有可能是與世界共感而改變，無論是什麼帶領我們走向這個目標，我想，唯一的共通點就是，我們想要好好珍惜這個世界帶給我們的一切。

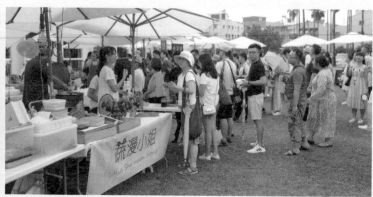

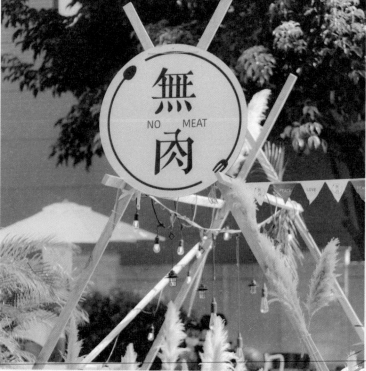

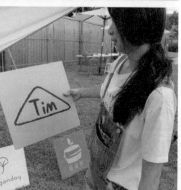

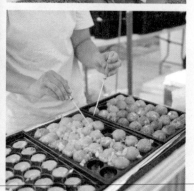

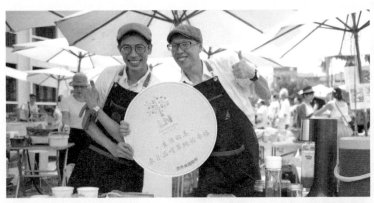
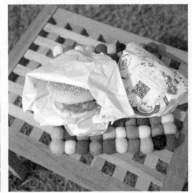
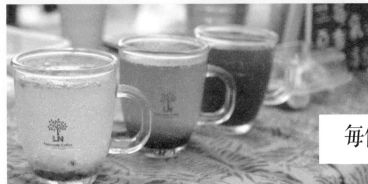

一個起心動念，
每個細節都是學習的起點。

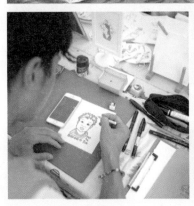
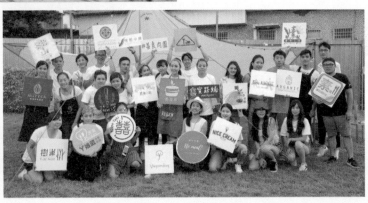

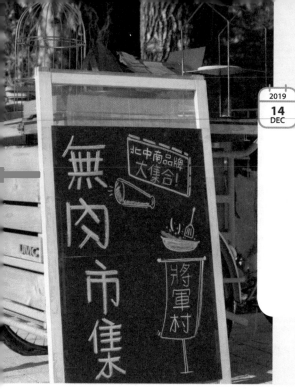

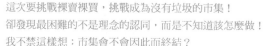

沒有垃圾的市集

我們的傻，有點天真，有點堅硬

這次要挑戰裸賣裸買，挑戰成為沒有垃圾的市集！
卻發現最困難的不是理念的認同，而是不知道該怎麼做！
我不禁這樣想：市集會不會因此而終結？
事實證明，不是會才做，而是做了才會。

　　無肉市集 2.0，是受到新竹將軍村的邀約。當第一眼看到場地，完全符合心中的期待時，便一口答應，腦中浮現出主題性的連結，以 Dress Code 邀請大家，從身上的衣著到布置的風格，完完全全符合將軍村的八〇年代的懷舊風格。另外，單純覺得市集好像需要一些音樂，即便完全沒有經驗，便跟廠商「痞食維根」借來超簡易的音響與麥克風，安排了地方提供演出，主動詢問具有表演才能的朋友是否可以來現場演出，雖然很簡單，但沒有想到得到很多現場朋友的回饋，大讚演出很棒。

裸賣裸賣＋零垃圾的挑戰

我們還想從這個市集開始，挑戰不使用一次性餐具、挑戰零垃圾。

減塑只是一個提倡，我們需要落實不製造垃圾的想法，那就需要從主動製造垃圾的人開始改變，那就是舉辦市集的我們。而做這個決定並不難，最難的是該怎麼說服夥伴們，從接受到認同並真正的實踐，並沒有那麼的簡單。

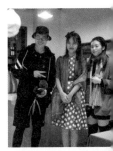

很意外的是，我的共同創辦人 Eason 與 Vivi 聽到這個想法之後，不但沒有拒絕，反而是大力的支持，因為我們在那個當下，都找到一個最契合的理念，這個理念很簡單，我們只是想要一個沒有垃圾的市集，我們就是那個源頭，只要我們帶頭做，就會有人願意跟進，就這麼簡單而已。

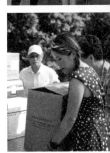

參與的品牌基本上都很願意配合，但是他們不太了解怎麼做，而我們自己也從不是很了解的狀態，一個一個去討論，並幫助大家找到替換的方式，換句話說，就是我們自己要先確立問題是什麼？還要站在民眾的角度，思考他們可能會遇到的問題又是什麼？

說服過程中，攤商都要崩潰了

於是，麵線的紙張不能用、冰淇淋不能有冰棒棍、玉米的叉子要拔掉、燒烤的竹叉也不能用、不能提供衛生紙給客人、不能發傳單與名片，一切需數位化、所有包裝的商品、冷凍商品都不能賣了！

這聽起來確實是個逼人的決定，與廠商溝通的過程中，我們其實都帶些微抖的聲音，一方面擔心大家的生計可能會變少，一方面更擔心他們要花更多的時

間去思考與改變，但我們沒有因為這個困難而去放棄這個決定，所以我們開始思考，我們可以怎麼幫助大家轉變之後，還能提高營業額？

而且當你決定不提供任何一次性餐具時，就必須思考這一切的備案，因為肯定會有很多過路客覺得麻煩，或是因為沒有任何餐具就無法用餐的人就會離開。經過這次的改變我才發現，原來，真的有人在提供餐具的租借，並且還會派人到現場駐點提供服務，於是展開了與青瓢的第一次合作。但必須承擔可能賠錢的風險，一個碗盤租借費用新台幣十元，那麼當天要有多少人潮才能持平呢？我怎麼算都覺得這是一個了不起的志業，但當時青瓢的創辦人做到了。

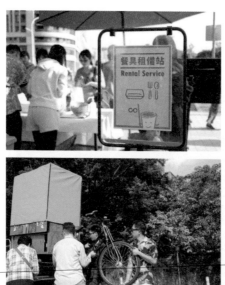

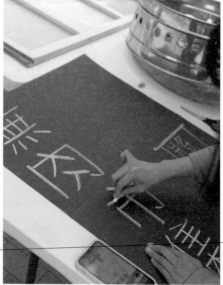

與全台灣知名的素食小夜市聯手

當市集的每個需要思考的細節，我們都完成了，接下來就是行銷創意了。那時候心裡覺得，我們剛稍微打響了一些些知名度，應該找一些前輩來聯手合作，加上那時與知名的喬治哥一起跑攤，因此我就不斷去盧他、邀請他、請求他來，最後在努力不懈之後，他終於答應了。

但那時候我跟素食小夜市的龍頭喬治哥說：「我們可能需要改純素、不能用一次性袋子，這樣可以嗎？」喬治哥用他的招牌笑容邊皺皺眉頭的說：「好！我試試看！」當下我心裡真的很感動，因為漢堡要從蛋奶改純素，其實是最困

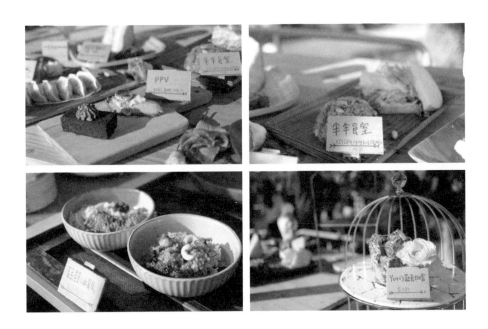

難的，因為要花很短的時間，重新研發醬料、更改原物料，甚至不知道客人是否能夠接受的情況下，就需要做出改變，是需要具備極大的勇氣的。

活動現場沒有人留下垃圾

活動結束時已經是晚上 11:00，主辦方陪著我們檢查現場的垃圾，我們走了好幾圈，沒有發現任何需要撿起來的垃圾，唯一一小包的垃圾竟然是廁所的衛生紙，大家都感到很訝異之餘，更多的是內在滿滿的激動，沒有想到我們真的做到了！

每場活動，都有各式各樣的現場考驗。這次遇到廠商遲到，現場人潮已占據馬路，我們只好變通另外開路讓餐車進場，卻得到廠商的不諒解與憤怒，再多的道歉卻無法得到回應。當下有很多的無奈與不解，各種壓抑在市集結束後，終於可以卸下緊繃時，我大哭了一場，滿滿的自責，都在思考著自己的不足與欠缺思考。

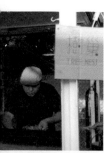

進一步為自己的品牌定位

當市集的走向有了雛形之後，也會開始需要發展所有市場活動的依據，還有宣傳的主軸與方向，才能帶給大眾正確的教育。

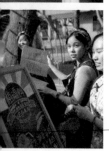

定位是行銷思考裡面很基本又是很重要的決策之一，我們也在這個過程中分享品牌定位，即使是街邊小吃、新品牌創立，都需要思考品牌客群，是否專門為品牌而來？他們為何需要你這個品牌？你的品牌是個為大眾帶來放鬆療癒的休息站嗎？你究竟想為品牌孵化什麼？就可以開始為產品定位、市場定位、行銷定位。

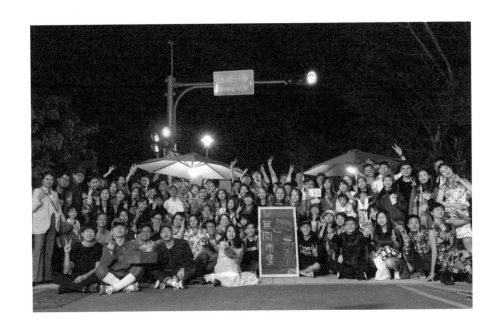

　以水餃來舉例好了，當有了產品定位後，差異性就很重要，要怎麼在眾多水餃品牌中脫穎而出也很重要。這個時代，大部分產品沒有什麼特色與吸引力，加上市場學習力快，要做到無可取代，也需要那麼一點點運氣與天分。

　這次的市集帶來的是，我們無法把成功和努力畫上等號，生活中許許多多的事情除了努力，還得靠那一份運氣，感謝上天，因為那一份運氣，讓我們離成功多了一份靠近。

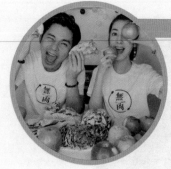

市集裡的閃閃星光

有無肉市集「風調雨順組」之稱的楊子儀與田羽安，
只要現身市集，當天一定充滿陽光，而且一切順遂！

不拍戲或是沒有通告的時候，楊子儀和田羽安一定會在無肉市集。

楊子儀通常是滿場跑，和各攤商及民眾拍照，把美美的食物、現場的熱鬧美好的畫面，透過社群媒體發送。

而田羽安的攤位則是固定會在餐具租借旁，可能與散發出來的氣場有關吧，總是會吸引民眾來詢問，儼然成為一個「偽服務台」！

他們是無肉市集裡的閃閃星光，閃耀的是為了動物與環境而吃素所帶來的光。

茹素路上的相識應該不是偶然

兩位的茹素歷程，雖然與宗教相關，也有不少外人看來較為玄妙的體驗與歷程，但是在他們身上，沒有因為信仰的關係，而為素食的選擇立下門檻，反而有著更開放的態度。楊子儀說：「不必刻意去說吃不吃素，其實只要一餐不吃肉，就少一個生命被迫害了。」田羽安更坦言，在認識芷睿之前，就已經是找蔬食的小粉絲了，兩位在素食領域，本來就有著推廣的藍圖。

直到遇見芷睿，田羽安用一拍即合來形容兩人之間的火花。楊子儀則是

為了想分享素食，帶著朋友和攝影師前往素食小夜市拍攝採訪時，第一次吃到善良肉圓，也是與芷睿的初見面。「雖然那次肉圓的醬出了問題，但是之後每次吃到善良肉圓，真的超越葷食肉圓，超好吃的。」楊子儀一邊談起認識起始，也不忘分享起善良肉圓的美味。

成為無肉市集的一員

被無肉市集開放、歡樂，充滿愛與溫暖的氛圍深深打動，讓原本就有計劃持續推廣素食的他們覺得，那就加入無肉市集吧！對他們來說，無肉不只是推廣素食的發送站，更是他們卸下繁忙的演藝工作後，想要回的另一個「家」，可以靜下來、來好好放鬆的家！

田羽安想要特別分享的是，吃素並不是想與葷食者對立，而無肉正是這樣的一個地方，只要你願意進來，我們就會跟你分享一切。讓大家驚豔

於素食原來這麼好看又好吃，原來每個人都可以做到零廢，只需要自備餐具，養成習慣就可以了！楊子儀也分享，有民眾的餐具會是一套是現場用的，一套裝外帶的，非常可愛。田羽安也在身兼服務台的過程中，遇見了因為認同理念而願意成為義工的民眾。

他們都相信這個無私、利他，充滿愛與善良的市集，會在更多城市生根壯大。而目的並不只是希望更多人吃素，而是希望更多人透過吃素來理解環境與動物的處境，做出對環境最好的選擇。

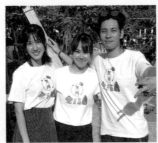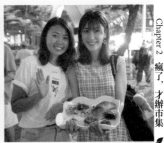

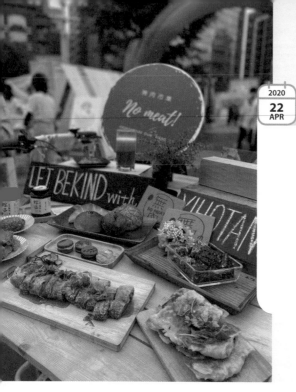

與純素集團的美好相遇

打造審美觀的「一致」市集

世界地球日，在一個平凡的聚會中，下了一個不平凡的決定。
於是，五天，舉辦了一場微型市集。
這次的市集，也是我與皇銘哥與立亭姐美好情誼的起始。

　　我發現在台灣行之有年、規模愈做愈大的各種大型創意、策展市集，都鮮少有對素食友善的地方。微型市集相對是有主題的縮小版市集，可以更凝聚廠商之間的連結，也可以透過這樣的小聚會，去了解長期在市集中擺攤的職人們，那一份堅持的生活態度，而我們這平台也能夠向更深、更廣的地方紮根，去擴展不同的信念。

小而美的無肉市集誕生

　　除了微型市集的概念，我心中也一直很想開著麵包餐車巡迴城市，加上太喜歡一禾堂的純素麵包，當時在一次晚餐中，我用開玩笑的心情問了皇銘哥要不

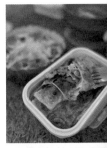

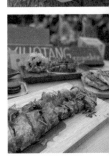

要一起成就這個願，沒想到皇銘哥笑著說好。於是在回台中的路上，我馬上打電話聯絡台中草悟道的窗口，同時也聯絡了幾個品牌，一個小時就將這個瘋狂的想法給落實了。「沒有人有退路了。」我那時候邊竊笑邊這樣想著。

當時顧及疫情，所以只邀請了七個品牌，以及一個新的甜點品牌：青鳥原味甜點。對我來說，竟然有人可以研發出純素馬卡龍，是任誰都想不到的，這個品牌最後成為了無肉的攝影團隊，現在還生了個無肉寶寶。

在短短五天內，從設計主視覺、場布設計與網路行銷都要完成，對雙方團隊來說，都是前所未有的經驗，更何況因為台北到台中的車程距離，只能靠著網路視訊的方式進行會議，還有種莫名的信任默契貫穿其中，彼此從分工合作到作品完成，沒有一個細節需要被調整！真的是場很爽快的合作經驗，除了振奮人心之外，更多的是為同一個目標而努力的感動。

市集的美感升級練習

為了讓這場活動更貼近文青與年輕化，我們花了新台幣 4,000 元替大家租了三輪車，開始要求每個廠商將品牌形象化，並讓質感更加提升，布置自己的攤位是第一步，整體的搭配也需要統一風格。

當時《純素天堂》的作者徐立亭，將自己的藝術作品透過市集在現場與大家互動，透過畫作與書藉，讓更多人了解植物性飲食的美好，並用孩子的視角將心中對動物的心疼描繪出來，每幅作品都如此撼動人心，因此，在這場市集中，也將作品以展覽的方式呈現出來。

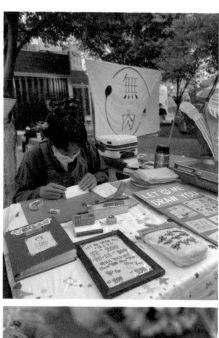

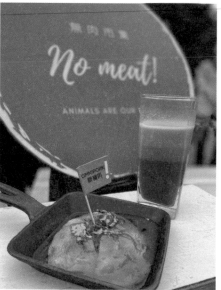

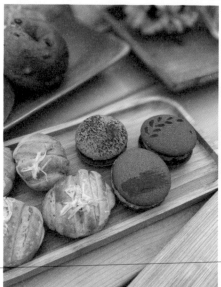

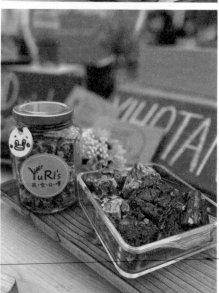

氣象說：會下雨

當天的氣象預報，又是個降雨機率 80% 的預測，當天場布的時候，天色漸漸暗了下來，突然刮起颱風，將一把陽傘吹了大約三層樓高，我跟夥伴 Tim 在一陣尖叫聲中飛奔過去準備接手，在大家一陣瘋狂的呼喚中，那把傘緩緩的飄下來，安定落下的瞬間，為這場市集開啟了序幕。

原本以為這場辦在平日的市集，應該不會有太多人可以來，但沒有想到還沒到時間，排隊的人龍已經將整個人行道占滿，外面的車流也開始塞車了。而來參與的朋友都說，大家早早就請假搭高鐵下來，而台中的每間餐廳中午都客滿了，真是個值得驕傲的好消息。

這場活動，我們學習到將裸賣這件事情，做了更多的進化。很多人可能以為，現場只是不提供一次性材料，但我們更希望，從源頭的廠商就可以開始學習減塑，讓製作料理的過程中，尋找到更好取代包材的方式。例如：一般看到的甜點烘焙，美麗的糕點下，總有層的襯紙，在我們享用完之後，這張紙就會成為廢棄物，也許看起來是個小小的垃圾，但如果賣了 100 個，堆疊出來的畫面就會很可觀。所以這次與稻荷集團旗下的一禾堂合作，討論的過程擁有了很棒的共識，烘焙師傅們也願意挑戰，結果總是讓人踏實。

最終，這場雨暫時延後了，怎麼說呢，因為當我們撒場完回到家，晚上 11:30，外面才開始狂風暴雨，感謝老天爺。

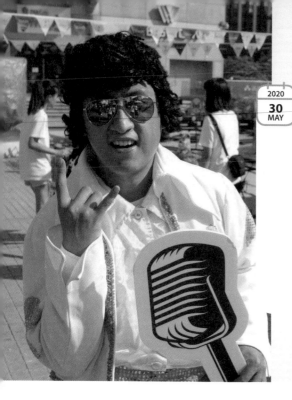

無肉市集 2.2 ✕ 稻荷集團

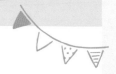

南進。南境
高雄，我們來了！

讓你我將無肉與植物性飲食文化、
守護環境與和平的精神，推上主流，
並以愛與永續之名，溫柔搖滾南台灣。

　　終於要往南台灣移動了！挑戰大城市總有些許壓力，但是興奮更多一些。尤其收到很多南部粉絲的訊息鼓勵，都讓我們更有信心。

　　這次依然與稻荷集團共同南下，在上一場台中的經驗與回饋，集團的夥伴都非常興奮也很積極想參與南下的活動，即使這趟旅程需要花上幾百公里與5個小時的車程。大家的願力是加乘的投入，每一次的會議，都是熱血沸騰與不斷迸出新火花。這次市集的主題是：溫暖搖滾。希望用溫暖輕搖每個人的內在，打開每個人對於未來飲食生活的想像與意識的改變，向無肉致敬，以愛之名，希望透過這個意向，讓每個廠商可以帶出品牌對世界的願。

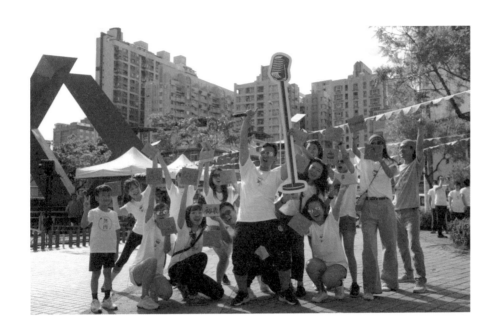

市集加入團體快閃舞接力

這次的臨時動議是加入一些有趣的舞蹈，稻荷團隊與無肉團隊各自編製一段舞蹈，分別安排不同時段，出現在人群中快閃，吸引大家的目光。

我們去租借了貓王的衣服，拜託 Cooper 編舞，借了大樓的場地還有音響，並安排時間教學，要將志工與夥伴時間湊起來練舞真的超不容易，但每個人都熱血的出席，給予很多的建議，各司其職的扮演好自己的任務角色。與台北稻荷團隊連線確認快閃舞的時間安排與內容，就是從早到晚不停歇，接力完成一個讓大家期待的演出。

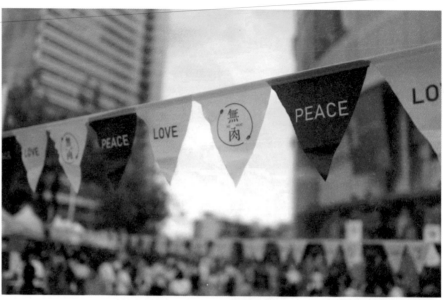

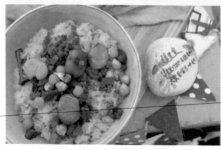

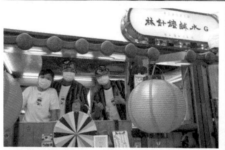

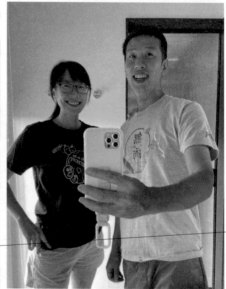

這次沒有爆胎，但發生重大車禍了

　　每次活動開始前一週，肯定都是沒日沒夜的發想，與開會討論怎麼創造活動的新創意，包括在主視覺與零廢布置的統整性，還有廠商也需要達到質感一致的布置。尤其在活動前兩天，就需要開始加工現場的布置，而在前一天最疲憊的凌晨 4 點，因為趕工，夥伴的手被美工刀割傷，現場爆血與血流不止，另外一位夥伴趕著送她去醫院，回程因為太疲勞而發生車禍，還好人都平安無事，只是車頭差一公分就被歸為破銅爛鐵了。

　　這下糟了！我們得要開始解決南下車子問題。原本出發當天一早有採訪與拍攝，夥伴們在一早也都集合在台中要準備共乘南下，要載的物品整整有一台車之多，最後還是由遠在台北的皇銘哥協助我們租車，才暫時解決了交通的問題。

　　當天早上是大愛電視台《大愛全紀錄》來拍攝，我電話中與他們取消了採訪，不過他們決定改成拍攝活動準備的流程，當下因為對他們感到很抱歉，所以也讓他們來到家裡，跟著我們一起準備所有物品。但他們拍攝過程中，我們似乎也沒有把他們當成採訪者，整個過程不按牌理出牌的跟他們閒話家常，導致他們也沒辦法投入的拍攝，最後反而協助我們開始整理與搬貨物，而我們幾乎有一半的東西都上了他們的車，出發前，我們還玩笑的說他們根本就是團隊夥伴。

　　活動一場接著一場之後，也開始吸引媒體的關注與訪問的興趣，就在我們收到《大愛全紀錄》的邀請之後，也開始不斷進行企劃的討論。在這個過程中，我們對彼此從不認識、零信任到採訪當天，其實我們團隊應該是最不受控的，但卻沒有想到也因為如此，讓企劃小 J 與導演志銘對我們感到好奇與喜歡，之

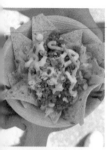

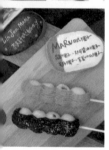

後也因此成為了生活中不可或缺的好友，甚至還收穫了兩名無肉的夥伴，而之後與慈濟的每一場活動，也都是因為有他們才有了接續的好因緣。

無肉要嘗試影響葷食品牌

我們一直在思考怎麼突破同溫層，讓更多想要認識無肉的業者，也能因為這個市集而有所改變，所以也不斷改變決策、制定流程與組織結構，從策略到執行都需要以顧客為核心，其實顧客都喜歡符合自己需求的商品與服務，品牌認知到客戶不會永遠在同一個地方靜止不動，也不會對同一個品牌提供的食物有長期的依賴，你必須想得比客人更遠，也必須不斷創造新的話題，不能千篇一律，同質性太高，而是要著手設計除了忠誠度之外的行銷策略架構，除了憑藉持續追蹤和優化相關 KPI，也需要創造不同的人與人之間的溫度，才能持續且完整地與顧客產生更即時的互動與更深的連結。

所以這一次，破例邀請了一台葷食的 PIZZA 餐車，夥伴 Vivi 協助他們怎麼將原物料換掉，幫他們找到替換葷食的食材來源，包括最難轉換的動物起司，也在多方的改良中，找到最平衡的口感與味道，這個過程很不容易，卻也在這一次，在老闆心中種下了強大的善良種子。

零廢布置帶給大眾的感受

我們始終如一的保持零廢，因此一律幫大家用紙箱做招牌的風格，當天發生了件很有趣的事情。有一個攤商也隨著我們的文化做了一些零廢的布置，看起來似乎是很破舊的布置，有客人打趣的跟老闆說：「老闆，你們是不是經費不夠才用紙箱當招牌，有什麼困難我可以幫助你們。」這句話真的逗樂了大家。

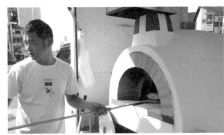

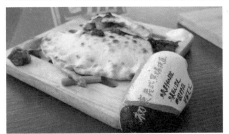

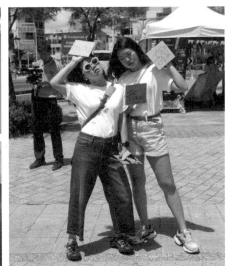

　其實，市集是一個有力量的傳聲筒，剛開創的每一步也許都會面臨挑戰，也很容易招來負面的評價，但我相信，負負總能得正，這些決定與實踐並不祈求被認同，而是希望漸漸被看見。如果我們在做之前，希望這些理念能夠被認同，反而會一直活在別人的價值觀裡頭，每個人都應該從自己的內心找到一個最直覺的決定，如果這個決定能夠得到自己的認同、能夠幫助到這個社會，那麼，勇往直前就對了。

　對我來說，市集的重點一直都是保持新奇，接納所有一切未知的變數。我們會做的就是將自身的經驗與相遇的朋友們創造交流的禮物，再帶著滿滿的回憶回到生活中。

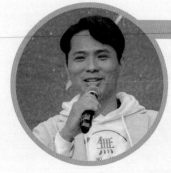

一顆肉圓結下的善艮緣

一顆善良肉圓，讓 Cooper 劉家成從此與無肉市集並肩，
不只是一場場歡樂精彩的主持，
他更為無肉市集創作了一首歌，讓理念得以透過音樂遠揚。

喜愛大自然、私底下也致力於推廣永續的 Cooper 劉家成，以「為人點火，明在我前」的切入點，以自己的方式推廣理念，開始吃素後，更發現過去許多對素食的刻板印象被徹底顛覆，於是他希望自己成為葷食者與素食者的橋梁，讓大家看見，素食不是只和還願、迴向有關聯，更是回應環境的友善行動。

被素食肉圓收服

會來到無肉市集，雖然源自於志工的邀請，但卻徹底改變了 Cooper 之後的素食推廣之路。他回想起吃到善良肉圓的那一刻，直呼：「比葷食肉圓還好吃，太爽了！」來自當時才剛轉素幾個月的他口中，真的非常有說服力！就這樣，因為這顆肉圓，他開啟了與無肉市集無法分割的緣分。

那次一邊吃肉圓一邊與芷睿相識之後，Cooper 開始為無肉市集團隊貢獻自己的專業，或參與討論、或提供影像方面的建議，直到在台北板橋體育館的那場市集，現場匯聚了百餘廠商，還有個超大舞台，Cooper 登台成為主持人，從此變成每場市集的固定主持人，成為無肉市集現場氣氛營造的靈魂人物。

無肉家人怎麼這麼無私

不是攤商，也不是幕後工作人員，而是站在舞台上匯聚眾人目光的主持人，Cooper 在享受無肉家人的照顧與餵食的同時，也看到了無肉家人不為人知的一面。比方說，為了傳達與貫徹零廢棄的理念，市集前幾天總是這樣，大家熬夜趕工手繪招牌。與慈濟大學合作的那場市集，還特別找了落葉，一片片洗乾淨擦乾，再一片片寫上文字，那股動力和堅持，非常動人。Cooper 以演藝人員的表演方式來比喻，藝人表演時唯有想著觀眾、想著要傳達的意念，把自己縮到最小，所產生的演出才能直擊心門，而無肉家人就是這樣。

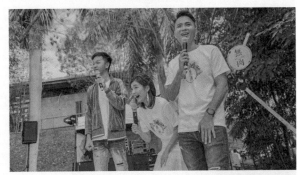

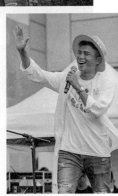

市集裡，葷素的對立從一開始就不存在，大家就是把食材準備好，把一切安置好，等著民眾前來，親自體會過後，自然就會知道吃素是多美好的一件事情。那股開放、包容的真誠態度，讓人非常感佩！

讓 Cooper 覺得更棒的是，無肉市集對於推廣素食的想法與自己不謀而合。因為即便不喜歡對立的他，剛開始還是會因為大聲疾呼素食的好處，而不小心創造了小小的門檻，慢慢的才以單純分享的方式傳達。但在無肉

這或許是吸引 Cooper 成為無肉家人的原因，但也是無肉市集最獨特之處。如果你還沒來過無肉市集，Cooper 要跟你說，樹巢燒烤和囍丸的章魚燒真的很好吃！來一起品嚐，一起 Chill！

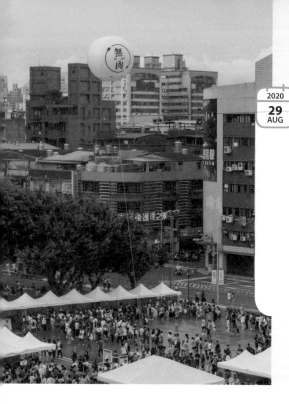

上百個品牌 ✕ 四萬人潮

大規模的無肉市集

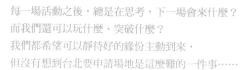

每一場活動之後,總是在思考,下一場會來什麼?
而我們還可以玩什麼、突破什麼?
我們都希望可以靜待好的緣份主動到來,
但沒有想到台北要申請場地是這麼難的一件事⋯⋯

為了這場市集,我們得練習寫企劃,準備市集的提案,還要參與會議,說明我們的活動性質,是和過去很不一樣的市集前置準備。

無肉可以決定世界的模樣

「人的內在是最有力量的,人的內在有個自信,

那個自信就是你的國王,透過食物來傳達這份信念,

人們來無肉市集,不只是無肉而已,

無肉的背後是,原來我可以主宰這塊領土的面貌,

原來我的決定,可以決定這個世界的樣貌與風景。」

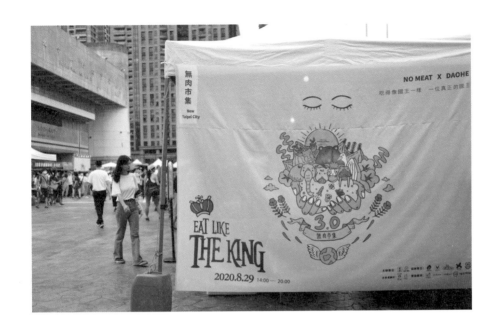

　這段話詮釋了人內在的力量和自信的重要性，以及透過飲食來表達信念的方式。我們希望來參加無肉市集的人們不僅僅是在選擇一種飲食方式，而是在運用他們的權力，改變世界的面貌和風景，還有內在積極的態度與行動力，並發揮每個人的內在力量與自信，更要相信自己是有能力改變這個世界的。

　我們更希望傳遞出去的力量，是關於如何真正的「吃得像一位國王」，在不同的文化中，我們都能發現「吃」之於生活的重要，比方常能聽到的「吃得像國王一樣」「呷飯皇帝大」。是的，「吃」是生活中，展現無比至高力量的行為，如同國王一樣。那麼我們是一個什麼樣的國王呢？

是先有國王，才有王國的。假如我們每一個人都有可能成為一個國家的國王，那麼，我們會希望自己的國度是什麼樣的面貌呢？而在這個餐桌上所呈現的餐點，食材都取自大地，就如同看見天地世界、傾聽萬物生命、呵護大地母親，我們應該善用自己那份至高無上的權力，當個真正的國王，也呼籲人們要意識到自己的權力和責任，成為對世界有益的領袖和影響者。

一位獨一無二且單純真心期盼世界美好的國王，
他正揮舞著飄揚的旗幟。
旗幟上頭刻畫著的是對世界的渴望。
他將善用國王的權力與責任，創造出世界的模樣。

這次的文案是由立亭姐發想，我特別喜歡。定案之後，企劃小 J 與攝影志銘討論出，這次要拍的活動廣告，就是由影片中的每一個國王，用他們的影片傳達他們的生活方式，創造與傳遞一個屬於他們內心的美麗國土。

辦市集不賺錢，該怎麼持續？

市集愈辦愈大場，無形的開銷也跟著多了起來，我們得想一些可以賺錢的方式，於是我們與知名 Youtuber 找蔬食聯名做無肉 T，還有將藝術創作者 Tim 的共同聯名活動主視覺的創作，沒想到引起大家熱烈的詢問，現場的衣服都被大家搶光，還有許多粉絲希望我們可以提供網路訂購，這對我們來說無疑是增加了更多的信心。

在經歷兩次與稻荷集團的默契培養之後，這次我們決定一起聯名主辦，而稻荷也邀請了旗下品牌，元禾食堂、穗科、一禾堂、一禾豆乳全體員工共同來完

成這場不可能的任務。

第五場市集，我們選在新北板橋這個城市，在確定場地的過程中，遇到許多公部門需要克服的問題，但也在諸多貴人天使的幫助下，解決了許多的疑難雜症。但因為場地實在太大了，所以我們需要不斷到這個場地查看與量長度、寬度，協調餐車、三輪車與歐帳的位置，讓動線可以更舒服。

舞台上的活動再度進化

這次的無肉市集不僅是美食的盛會，也是文化交流的平台。除了美食攤位外，我們還舉辦了音樂演出和料理 PK 活動。音樂演出我們邀請了知名歌手「So-So Heroes 瘦瘦英雄」，為現場氣氛帶來高潮。而料理 PK 活動則是邀請了兩位蔬食圈的知名 Youtuber，他們在現場示範了自己的料理技巧，並且與觀眾互動，展示了蔬食的魅力和多樣性。

這次的規劃，除了規模之外，內容的層次也提升了，我們希望透過這樣安排，讓更多的人能夠真正了解蔬食的美味和多樣性，還有年輕族群喜愛無肉的生活模式，所以無論在舞台的規模或是音響設備上，也都比以往來得更高規格。

舞台前的椅子，是皇銘哥從宜蘭運來的稻草，使用稻草作為舞台前的椅子，是很有意義的畫面，稻草是稻米收成後的副產品，將其再利用不但有助於減少廢棄物，此外，稻草也有助於保護土壤和增加生物多樣性。在這樣的背景下，將稻草製成椅子，除了呈現自然舒適的風格，更是將無肉市集對於環境保護和可持續發展的理念融入到每個細節中。

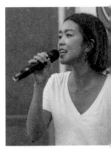

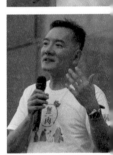

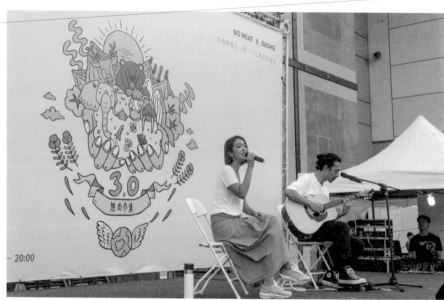

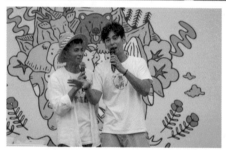

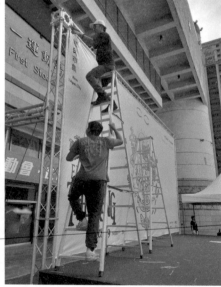

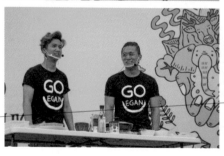

既然是國王的國度，那也必須要有餐桌上的意象，讓大家坐在裡面的時候，看見這塊領土的風景，稻荷團隊用袖珍來呈現微縮畫面——「餐桌風景即世界風景」，希望大家坐在國王椅子上的時候，打開眼前的餐盤，可以看見他內心所顯示的世界。

還記得，那時候我跟皇銘哥在討論著，如果這場活動可以有個意象，被上面被下面經過的人看見，那好像挺不錯的，於是我們馬上找了氣球公司製作氣球，當時並沒有什麼特別的感覺，但當這個偌大的無肉氣球漸漸往天空上升的時候，心裡真的很澎湃的許願著，無肉世界趕快到來！老天爺，你看見了嗎？

高雄品牌與志工齊心投入

這趟路程對於南部的夥伴來說真的很吃力，活動在下午開始，但是高雄的品牌可能要在凌晨就起床備料，可能甚至要犧牲睡眠，早晨六點就要出發北上，當時，由高雄夥伴植福餅與囍丸共同來統籌與安排大型遊覽車載全部的夥伴之外，還安排了 26 噸的大貨車將高雄所有的三輪車、器具、物品、食材等等一起運送北上，到了現場，卸貨的畫面真的很壯觀，更是感動得說不出話來。

感謝這上百位無私的協助我們的志工，大家在各個不同的區域和角色中發揮專業的幫忙。我們並不了解每位志工的專長，所以我們是當天提供各種有關活動的資訊和指引，協助參加者了解活動的內容和流程，讓每位志工都能夠回答民眾的問題，像服務台、販售區、舞台、後台和主視覺區的位置和方向等等。

前一天，通常需要大量的人力，將上百個攤位的招牌掛上去，也需要有人協助搬運和設置設備、協調和管理演出者和表演節目、維護現場的秩序和安全等

等。當天,也需要有人為演出、表演者提供基本的支援和照顧。

在主視覺區,設計和製作的主題和場景都是搭配這次活動的,我們希望能讓參加者可以更好的體驗和了解市集的理念和生態。同時,也希望將無肉飲食的好處讓大眾知道,偌大的場地走起來真的很辛苦,所以真的很感激這些志工,無私的精神和努力,讓我們能夠更好的完成當天的任務。

學會安靜,讓平靜的心去平衡吵雜的世界

每個人都會問我,辦市集最難的地方是什麼?我最常回答的就是:「事情解決了,就沒有所謂的困難。」但這根本就是很官方的回答啊!明明每件事情都是挑戰,每件事情都有挫折。只是在每一次將問題解決之後,就是會覺得好像也沒有這麼的難,那麼當初覺得難的原因是什麼呢?

認真思考之後,反而發現經常需要調配的,往往就是人心與人性,再來就是與他人的溝通、調解與傳遞理念,每個人都會帶著自身的習慣來到市集,大家都在忙碌之餘彼此協調幫忙,就算遇到廠商沒有按照規定來的時候,夥伴們也是需要更高的智慧與包容心去與對方討論,並找到一個最圓融的解決方式。

這個世界不會因為我們而停止吵雜,我們應該在這樣的環境中學會靜下心來用自己平靜的心去安撫每一個發生,借境修心,借人修我。

品牌之路的疲憊與為難

辦市集的另一個難,就是堅持品牌這條路,不只是無肉這個品牌,我們對加入市集的品牌,也有些堅持。市集是流動的聚散離合,即便每個城市各有主題

與定位，但參加的品牌常隨性遊走數個市集，所以我們在不斷的創新下也要堅持自己的初衷。

台灣的流動夜市是很知名的，我們也很喜歡在下班的時候，去逛逛這些接地氣的攤販，擺攤的品牌非常多，各種不同主題、在地的到風格鮮明的樣式都有，但要從百家的報名廠商中開始挑選，實在很耗精神。

由於台灣的流動攤販品牌非常多，因此需要耗費精神進行挑選。夥伴們會在第一輪中根據品牌的特色和料理內容來初步篩選，以避免重複的品牌參與市集。在第二輪中，他們會考慮食材來源是否符合無肉的規定，包括是否為純素，以及是否可以配合裸賣的方式。此外，還需要考慮攤販所使用的工具和包裝是否符合永續發展的原則。像有些甜點可能在販售過程必須仰賴一次性叉子，卻又無法配合更換永續的工具，就沒辦法參與。

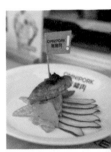

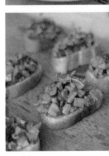

延續我們對品牌的定位，很多人都會問我們選擇品牌的核心價值是什麼？首先，品牌主理人的內心世界必然是個價值觀堅定、主張明確的人，因為大家會認同與欣賞品牌的價值，也會被這樣的堅持所打動，所以我們在一開始也需要很清楚去了解，自己希望將這個市集打造成什麼模樣，而這個模樣會讓進來的人感受到你要表達的畫面，進而讓他們喜歡上這樣的氛圍。

所以第一階段會由夥伴真儀做審核，她需要研究每個品牌的理念、文化、販售的內容、網路的評價、擺攤的風格。商品則是會需要了解是否有公司負責、有沒有動物測試、皮件類是否用到動物皮、保養品是否含動物成分、台灣或海外有沒有做任何動物測試等等，會需要花很漫長的時間去了解，進行第一輪的

篩選之後，才會到第二階段與團隊進行討論。

品牌主理人的理念是否與我們一致，他必須是認同這樣的飲食生活方式，有意識的知道自己為何要做這些，並想成為一個有影響的人。

有感的品牌故事才能感動人心

提倡一個動人的品牌故事，願意不斷創新並保持初衷，投射品牌背後的善念與帶來的意義，人們只會對品牌所提倡的美好價值觀產生熱愛的情感連結，或是對品牌所堅持的一些原則而被打動。

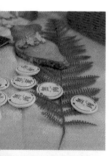

塑造品牌要賦予其有感的品牌故事是很重要的，一般人總以為品牌故事就是創辦人很努力的付出，來成就這個名氣。品牌故事應該是描述品牌之所以存在的初衷，還有基於環境的需要，當這些品牌以永續為使命被清楚的梳理，加上賦予人情味，就能感動人心。唯有做一個有故事、有意思的人／品牌，才能進而影響到來的每一個人。

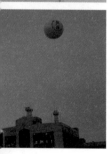

智慧的圓滿，要靠慈悲的加持

如果只用個人的角度來看待生命，會沒有辦法看到全面的世界，若是有慈悲心，從眾生的角度去看生命，我們的智慧也會跟著圓融，如果只看到自己的利益和需要，很容易忽略他人的感受和需要，甚至對他們造成傷害。但如果我們以慈悲心看待眾生，將自己置身於他們的角度，就能更加深入的理解他們的處境和需求，進而更好的幫助他們、照顧他們。

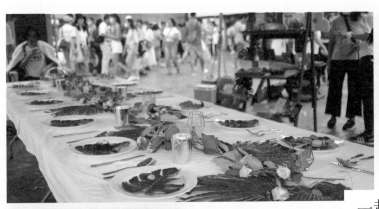

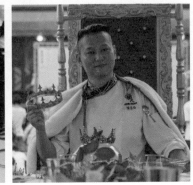

一起閉起眼睛，從心感受。

　在餐桌上，看見天地世界風景，

　在餐桌上，看見萬物生命美麗，

　在餐桌上，以愛回應大地母親。

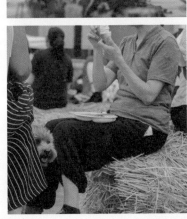

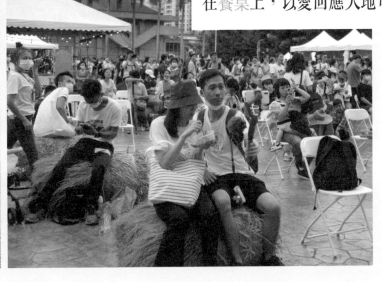

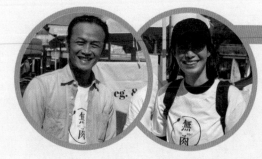

無肉市集最溫柔長遠的支持

對致力素食推廣的芷睿來說，
林皇銘與徐立亭，不只是溫暖的前輩，
也是一起支持理念，一起前進的溫暖摯友。

2017 年，台北 101，一場素食廠商與葷食廠商一起參與的市集，帶來了大量的人潮，林皇銘在一旁觀察，那個有著長長人龍的攤位，不是葷食攤，而是一個叫做善良肉圓的攤位。攤位內還有個小女孩，看起來是一家人齊心協力出動的，打聽了一下，還知道是從台中北上的廠商，那份活力與熱情，讓他忍不住駐足觀察，直到晚上收攤，沒想到看到更讓人感動的畫面。幾個素食攤商，彼此分享著今天的食物，林皇銘也在和他們談天的過程中，真真切切的有了以後和這些年輕人一起合作的畫面。

相較於林皇銘對於第一次認識芷睿有著深刻的回憶，徐立亭笑著說：「可能是之後每一次的無肉市集都讓我太震撼了，讓我想不起來初次見面是什麼時候。」然而說到市集帶來的震撼，徐立亭想起了將軍村的市集，因為租用了馬路，在晚上十點時，必須歸還路權，而她就在時限即將到來的前五到十分鐘，看到工作人員很有默契的一起把馬路上的所有東西都搬走，更讓人震撼的是，馬路上沒有任何垃圾！在國外參加過很多素食市集的她，心裡的感覺只有四個字可以形容：「不可思議。」

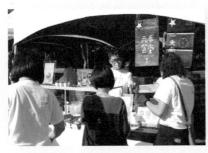
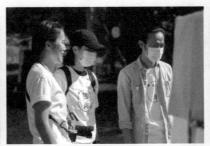
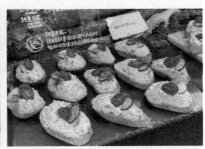

無肉的大旗，需要有人揮動

其實如今素食的樣貌和過去有很大的不同了。林皇銘提及這些改變，也面露微笑的說道，推廣方面不再只是單一的宗教面向，方向更廣，也更年輕化，選擇也更多元。徐立亭補充道，其實台灣在宗教力量的背景下，吃素人口是全球數一數二的，但還有許多不是因為宗教而吃素的朋友，無肉市集做的事情，便是把大家的共同目標：No Meat 變成亮點，既然大家有同樣的目的地，那為什麼不一起前進呢？這個號召與凝聚的能量，真的是過去在台灣沒見到過的。

而且，芷睿的個人特質，將前進路上所發生的一切，都變得很美。她從一個人開始，慢慢的愈來愈多人，她帶著大家一起默默的付出與耕耘，這股堅持與熱情，也很美。「無肉市集讓大家看到很多可能性，沒有不行，只有不想。」林皇銘也為無肉市集下了這樣的註解。

目前已經卸下職務，成為農夫的他們，即使人不在市集現場，但依舊只要一通電話，就能替無肉市集提供觀察與想法，像是永遠都在的摯友般，遠遠的溫柔守候著。

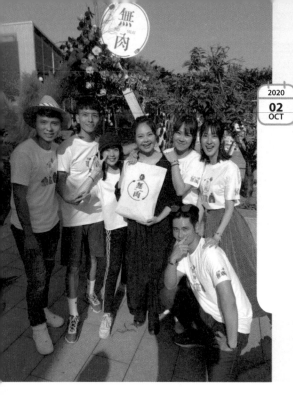

素食的旅店？素食婚宴館？

無肉之歌誕生了

2020 年的中秋，南投的督賀蔬苑希望可以將無肉生活分享給居民，因此，邀請了無肉市集一同共襄盛舉，我們帶著 21 個品牌參與，用全心全意踏上這塊土地，細細著墨這股共好中的美好。

在南投草屯有間書苑，打造結合了民宿、教育、品茶、咖啡與蔬食的空間。創辦人覺得與人相處就是種修行，於是找了這塊福地蓋了蔬食民宿，設計上融入書院的傳統元素，運用在建築外觀和內部空間上。踏進來的那一刻，映入眼簾那棵超大棵的樹，就像一個家的庇護所在，下面的木頭座椅也忍不住讓人想要躺在上面好好的休憩。

真的好喜歡這裡的一切

督賀蔬苑的設計和經營理念真的很特別，從裝潢到經營都非常注重細節和品質，讓人在這裡不只是住宿，更是一種體驗，每間房都是運用五行，金木水火

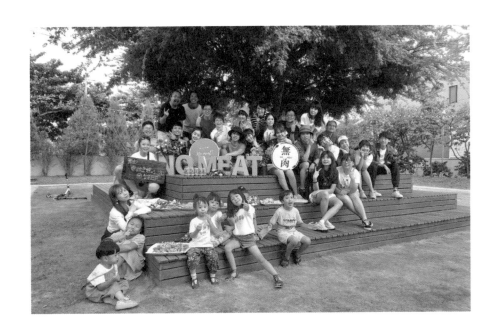

土為發想，使用家中不常見的素材，讓每個房間都有不同設計，而他們提供的
餐點也真的非常好吃，讓人完全不會有在吃滿滿素料的感受。

　　督賀蔬苑的創辦人希望這裡不只是一間飯店，也是個與大自然共生的空間，
讓人們能夠在這裡體驗到融合了傳統文化和現代設計的美學風格，同時享受到
蔬食的美味和健康，以及豐富的教育和文化活動。草地旁還有個超大玻璃屋，
是專為素食者打造的婚宴場地，除了超美的新娘房，一樓挑高的宴客場域，竟
然還貼心的提供了 KTV。

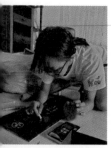

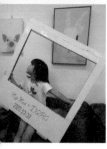

督賀的信任感讓我們感到安心

辦活動最需要的就是合作的信任與支持，這場活動得到督賀團隊滿滿的愛之外，他們也給予我們很多照顧，我們彼此也交流了不同領域的經驗，這樣的交流與分享經驗也擴大彼此的視野，增加對不同領域的了解與認識，創辦人一家更是把我們團隊當成自己的家人照顧，提供了超級大間的休息室給我們使用，還特別請主廚煮中餐、晚餐給團隊吃，除了擁有被滿滿照顧的感受，更讓我們在活動期間能夠放鬆身心，保持精神飽滿，進而更好的完成這次的任務。活動結束的隔天，督賀還將整塊場地借給我們過中秋，留下來過夜的夥伴們，也都聚在一起烤 BBQ，我們有了第一個屬於無肉的中秋佳節。

這次的招牌創作很有趣，是在我們某次場勘要離開的時候，在路邊看見被丟棄的木板建材，跟督賀詢問是否可以拿回來加工，我們拿回來之後，上黑板漆然後再畫上 Logo。我們詢問每個廠商，當初創立自家品牌的初衷與起心動念，並為大家在品牌下方加入了「因為……所以……」的文案。

而拍照打卡的框是將回收廠撿回來的紙箱挖洞再加工，做成品牌合作的打卡框，而其餘的紙箱，我們製作了 No Meat 字樣的立體視覺，裡面放入石頭固定重量，再上顏色。

自掏腰包帶大家進錄音室大唱無肉之歌

因為這場活動，無肉第一首歌誕生了！

Cooper 劉家成不僅是這場市集活動的主持人，在大家場布的時候，他在現場準備了隔一天的主持稿，卻在當下的氛圍中，靈感閃現馬上創作音樂，誕生

了這首歌的曲子。同時他也找了找蔬食的鄭洋共同來完成填詞與合唱。他說，一開始好奇的跟著大家在推素，看到許多人是比較辛苦的感覺，需要花很多力氣讓許多人理解推素的理念或者是捍衛自己吃素的權益。

活動前幾晚，因應中秋佳節，自己突然有個靈感，想用一種比較輕鬆愉快的方式，讓大家更能理解吃素也是一種很 Chill 的事情，跟無肉一直以來想帶給大家的氛圍一樣，所以就以這樣的出發點，去創作歌曲，一開始歌名是「中 Chill 節快樂」，後來找鄭洋一起來填詞後，就改為「無肉 Chill 生活」，也因為大家喜愛，就直接被定為無肉市集主題曲，他覺得滿意外也感謝大家的喜愛。

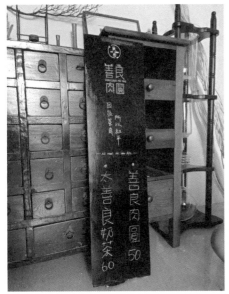
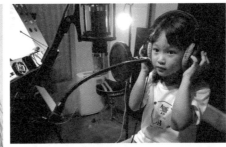
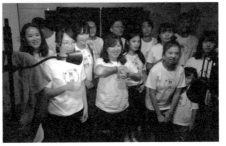

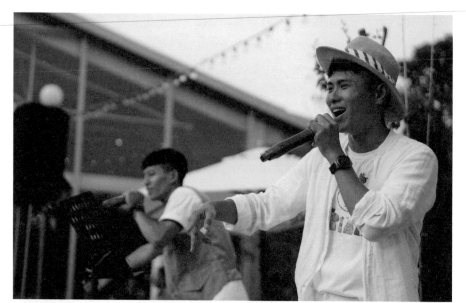

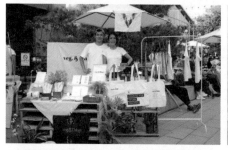

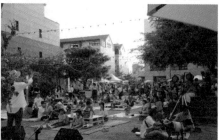

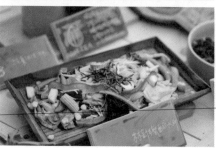

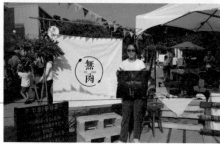

由於這首歌實在太洗腦了，夥伴們每天都在哼著這樣的旋律，當時心裡想著，我們何不帶大家進錄音室，好好的完成這首歌曲，這樣的付出和努力不僅讓大家感受到了音樂的美妙，也讓無肉這個概念更加深入人心。

而歌的內容與氛圍代表了團隊對無肉生活的深入體驗和探索，透過音樂這種形式，將我們對於這個生活方式的理念和信仰傳達給更多的人，因為他代表的不只是無肉的價值觀和生活方式，更是對美好生活的嚮往和追求。

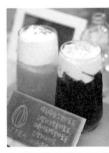

從 3.1 到 6.1，中秋節我們再次回到這裡

疫情隔年，我們再次收到邀約，這次增加了新的挑戰，就是要加入 5 個葷食品牌一起賣素食。活動前，大家安排了一天的時間，以講座的方式分享素食觀念和食材的使用注意事項，這是合作環節中非常重要的一步。透過這樣的方式，不僅能夠提高大家對素食的了解，更能夠向其他品牌和消費者傳遞這份重要性和價值。

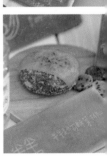

從素食的種類、營養價值、食材選擇和搭配等方面，對於大部分的葷食業者，他們最大的困難度就是轉換食材與尋求來源，因此，我們的角色就是提供所有的廠商原物料，幫忙叫貨與提供資源，還有協助確認每樣食材是否可以使用。

而這 5 個品牌都是草屯在地非常知名的餐飲業，我們真的很感動他們願意一起加入，而當天他們的食物也沒有讓大家失望，從他們擺攤的整個門面與形象，都很認真的布置與呈現，沒有輕忽與小看這樣小規模的市集，這樣的精神也讓我深深感到佩服與喜歡。

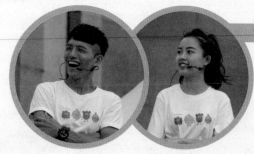

愛吃愛分享的素食 Youtuber

胎裡素女孩與葷轉素男孩，
因為彼此欣賞、因為一樣愛吃、一樣愛護動物，
成了素食界的知名 Youtuber，他們是 Yang & Hao

一個熱愛美食也熱愛分享的胎裡素女孩 Hao，和一個為了追求女孩慢慢踏入素食世界的男孩 Yang，一起帶著大家品嚐素食料理，兩人豐富的味覺記憶與經驗，成了評鑑美味的最佳標準，此外，也是環保的實踐者，原來他們不只是愛吃愛分享，也熱愛這顆星球。

和無肉市集創辦人芷睿原本就是互相追蹤 IG 的網友，在台北不經意的碰面幾次後，Hao 和芷睿就像打開話匣子般，一見如故。當然，參與市集的邀請，是一定會提出的，只是當時找蔬食太過忙碌，沒來得及參加第一場，從第二場以大阪燒出攤。第一次的出攤經驗對 Yang 來說，真的不是太美好，一台小小的卡式爐、將近四小時不停的煎著，雖然收穫了往後要有煎台的經驗，但也讓 Yang 累到不想再出攤了！

但是，美好的食物，是不會被忘記的。芷睿就深深記得找蔬食大阪燒的美味，幫忙解決煎台的問題，Yang 在兩年後再度出攤，有了好的工具，更加得心應手，也找回了信心，慢慢的在團隊的建議下，以 Yang 為主的出攤，以「小洋燒」正式定名，成為品牌名稱。

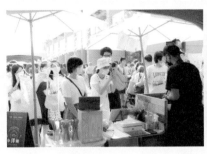
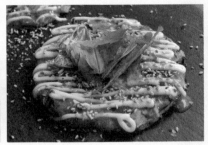
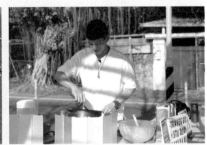

無肉市集的高規格讓人刮目相看

回想起參加無肉市集擺攤，讓 Yang 印象最深刻的便是，刷新他過去對市集的印象。大部分市集多是擺放簡單的桌椅，也有些市集走夜市風格，但是無肉市集把規格拉得很高，每攤的料理看起來都很好吃，還安排了主視覺區域，讓每個攤商的商品都可以美美的呈現。幾次參與幕後的討論中，Yang 也很驚訝於團隊對於攤商們的照顧是很細緻的，連安排的位置和動線都有事先設想，目的就是為了讓每個攤商都能被民眾注意到，都能賺到錢，更別說還有表演了，真的是很特別。「最讓人驚喜的是，無肉市集完全沒有垃圾。」Yang 補充道。

出攤當然還是辛苦的，但是在無肉市集裡，反而像是跟大家一起玩，很開心。而且每次都會有不同主題，讓身為攤商的 Yang 也是次次有驚喜。

Yang & Hao 除了經營 Youtube 頻道之外，目前也擁有了自己的選物店，還有了與無肉市集緊密相連的小洋燒，出版過書籍，擁有二十幾萬粉絲，但他們仍舊在環保與推廣素食的路上認真前進著，等待著更多人加入蔬食、環保、永續的行列。

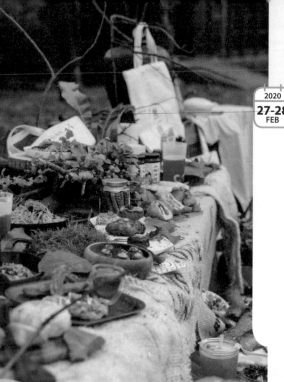

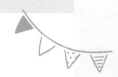
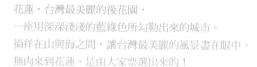

一場由網路群眾票選決定的市集

無肉市集前進花蓮

花蓮,台灣最美麗的後花園,
一座用深深淺淺的藍綠色所幻勒出來的城市。
徜徉在山與海之間,讓台灣最美麗的風景盡在眼中。
無肉來到花蓮,是由大家票選出來的!

這是一場由大家票選舉辦城市的市集!

通常舉辦市集的首要條件,都是有了場地才有後續,當我們跑遍了台灣的幾大城市之後,不同城市的粉絲也紛紛來信,希望我們可以去他們的城市,因此,我們將這場活動的場地交給大家來決定,夥伴發了一則貼文,讓大家來留言許願。

讓大家選擇市集場地,其實是個很好的想法,可以增加大家的參與感和投入感。透過這種方式,參與者可以更加主動地參與市集的舉辦和推廣,而留言許

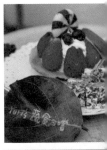

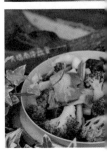

願的方式也可以增加市集的曝光率和參與度。透過社交媒體平台等途徑，讓更多人知道市集的舉辦和許願的活動，可以吸引更多人參與和投票，從而選出最適合的市集場地。

無論在哪個城市，無肉的大小夥伴，都發自內心感恩大地，饋贈不同植物的種子，展開所有植物生命的可能，土壤中理性的小蟲讓根莖多了些感情，減去複雜的灌溉只留下大自然的純粹，生長出來的果實，足夠滋養我們。帶著大家的期待與愛，讓我們手牽手，取一方天光，亮一刻生活，喜歡上無肉的生活，以微光守護世界。

與證嚴法師的溫馨對談

在啟程到花蓮的這場市集前，無肉團隊很榮幸受邀至慈濟與上人報告過去一年來推動素食的故事，謝謝景卉與志銘陪伴著我們團隊到現場分享與聆聽上人的開示，團隊心中許下的願力就是希望可以與不同領域的人一起齊心努力，推廣無肉的飲食，當下真的很感動與受到激勵。

上人開示的其中一段提到：「看到年輕人，從年輕人的生命，活潑純真有志一同，如何投入人間真善美的真實事，看到這一群很難得的年輕人，他們懂得疼惜動物，人間最真實是生命，沒有生命，人間再美的境界也沒有用，再好的聽覺來感受什麼聲音也沒有用。生命要很純真，剛剛的年輕人用他們的生命接引年輕人，而且茹素，而且尊重生命、利用生命，如何分秒都對人間有利益、有作用，人間沒有作用的生命沒有價值，你們願意的話，能夠號召更多年輕人推動起來。要好人做好事，有這股清流，又有這樣的生命，要把握因緣來接軌，如何來互動，這是真實話。」

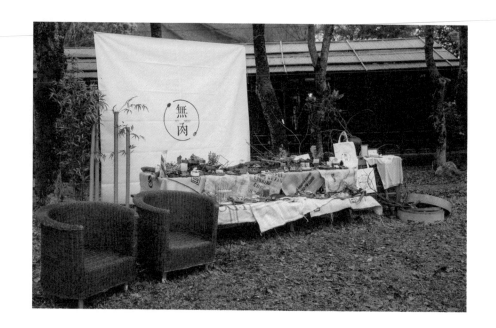

　　我印象很深刻，當時自己很激動的說著：「我的孩子如果出生就這樣被帶走，我相信我會非常非常地痛，如果我們可以一天不要去吃肉，然後不要喝牛奶，也不要去吃蛋，那我相信這世界上有更多生命可以更加的自由。」我會永遠記得證嚴法師的開示與祝福，心裡更是被埋下深刻的種子，也在這些推素的路上，更堅信不疑，因為有上人在，所以我們更無所畏懼。

團隊的新學習，學開會與異業合作

　　首次和慈濟基金會、慈濟大學合作，為了讓民眾更了解素食和環境的關聯，我們舉辦六場講座。邀請蔬食網紅和藝人前來，分享素食怎麼推、怎麼吃、怎

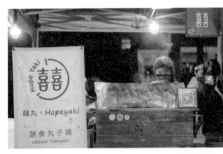
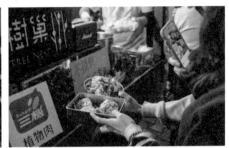
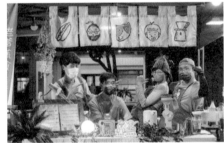
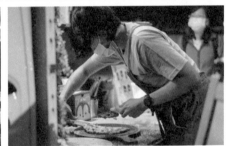

麼煮，以及怎麼守護地球，邀請大家一起永續生活。我們會想要讓大家來聽了講座之後，能夠更清楚知道，來到無肉市集，吃的這份食物究竟是為了什麼，回歸到生活中，對食物的選擇想法可以更有意識，並落實到自己每一天的生活裡頭。

　　這次的講座，參與的報名者，可以獲得市集的折價券之外，盈餘我們全部捐出。而每一張折價券，我們選擇了可以落葉歸根的葉子──由夥伴在前一天於菩提樹下所撿的落葉，帶回並手繪加工製成的，獨一無二也對環境有愛。

以往選擇市集落腳的城市，大多數都是全台各大百貨、私人土地閒置，場地可能比較不這麼嚴謹要求，但有些活動上要考量的問題，都需要親自到現場場勘，不是一次就能解決。而這次的活動，團隊就跑了四趟，來回五個多小時，每一趟都住在花蓮三到五天，與慈濟基金會同仁、慈濟大學三方的會議，一來一往就需要不斷磨合。我們學習到何謂專業的會議。雖然有時候，一個人做事情比許多人一起開會所獲得的效益更高、更有品質，但一群人總能發揮更多的創意與發想，當需要開會時，第一要分享資訊，大家交換資料，讓團隊更能明瞭全盤狀況；第二是生產方案，針對問題集體動腦，思考可以延伸與解決的方式；第三是決定方案，根據方案進行選擇與落實。

感謝慈濟基金會提供的協助和支持，讓無肉市集得以安排妥當並順利的寄出數十箱的物品。當時給予我們大力幫忙的國氣哥不僅幫我們協調了食材置放的冰箱、住宿、空間儲藏，還提供各方面的協助和建議，讓我們能夠更好地管理和運作。這種慷慨的支持和合作，體現了慈濟基金會對外合作的照顧與社會的貢獻，也讓團隊看見慈濟在推廣素食和關懷社會方面的共同使命和價值觀。

不要丟掉那「一點點的瘋狂」

最遠 700 多公里的里程碑，在邀請全台品牌上也會多一層壓力。畢竟這趟旅程並不容易，所有的準備在時間上都必須拉長兩倍的時間。

慈濟這次的合作對團隊來說，是一個前所未有、大量資訊接收的學習，而慈濟夥伴們以往在辦活動的時候，每一個環節的安排與思考都需要精細的會議紀錄，還有人員的安排更是分工得很清楚，廠商進場與退場的動線安排、民眾車輛、安排引導的志工、進場的防疫消毒、測量溫度的團隊安排、此外，

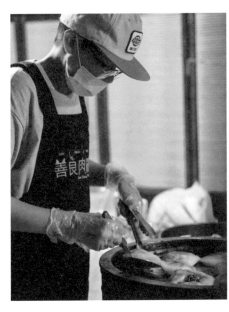
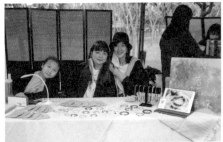
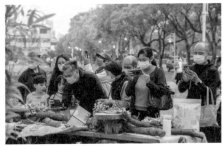

市集場地的大小和位置也是需要考慮的因素。場地大小需要符合市集的需求，包括展示攤位、人員流動、場地位置需要便於參與者前來，可提供足夠的停車場等等。這些需考量進去的因素，慈濟團隊都給予我們極大的協助。另外，我也由衷佩服這次活動的廣告與露出，好多個十字路口都有著這次市集的廣告，不斷不斷的輪播著，看到會讓人起雞皮疙瘩，甚至還有民眾看見並錄影下來給我們，心裡覺得好開心也好感謝。

我們真的遇到了一群真心的夥伴，彼此也有了很好的情誼，雖然這是可遇不可求的事情，但只要有緣分就要把握。

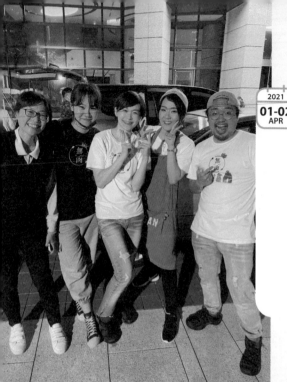

01-02 無肉市集 4.2 ╳ 華碩 ASUS
APR

與企業的合作經驗
理念的衝撞與掙扎

學佛是在生活裡面修的，法是生活。

生活中每個當下都要面對境界，每個當下都在選擇，你怎麼看待這些
發生，你怎麼面對，你又怎麼做出有智慧的抉擇，然後讓自己放下與
快樂，還能讓別人也快樂，這就是生活的法。

　　我印象太深刻，這場活動其實一開始的促成並沒有很愉快，每一個討論的過
程中，都會有一種我來到天龍國的感覺，但這裡的科技進步卻又讓我不時感覺
到人類的渺小。

　　活動當天一進場，我們就被管理員兇，問我們為什麼帶小孩進場，還不准我
們進去，我跟他說我是負責這個市集的人，他便生氣開始說我們的廠商不守規
矩，各式各樣的怒罵完之後，我跟他說：「那我全部都撤走，你再跟你老闆交
代。」怒氣感受襲來的當下，下一秒我帶自我回到平靜，提醒自己為何要來到
這裡，又為何遇到這樣的處境。

無
肉
市
集
110

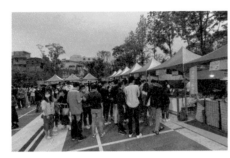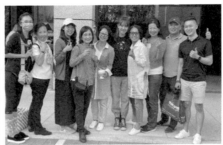

所有處境都是學習

　　我試著去理解他人的為難，我一邊安慰著廠商們，一邊也讓自己靜下來，我發現自己原先也帶著一些情緒來到這裡，所以我內心開始道歉、開始感激，漸漸的，一切的氛圍都開始祥和了。原來，自我觀點會限制每一件事情的發展，如果你是有限的，就會容不下無限。

　　恍然間，才深刻的明白，人有人的宿命，事有事的因果，過客有過客的約定，世間萬物，都有著各自的信仰和使命。今日的相聚，只為了卻昨日的萍散，所有的外境都是內境的投射，就是為了學習。一盞純粹、一盞美好、一盞慈悲，我們就在這樣的過程中，找到了內在的佛啊！

　　這場活動的關鍵牽線人是華碩文教基金會執行長——杏娟姐，也是一位對社會有很多貢獻的素食菩薩，當時因為嘉俐姐的引薦而開始了我跟杏娟姐的好因緣，更是日後協助我們許多的貴人，因為她對推素的使命讓我們有了更多的力量前進，所以這場合作開啟了後面許許多多的故事，由衷感激。

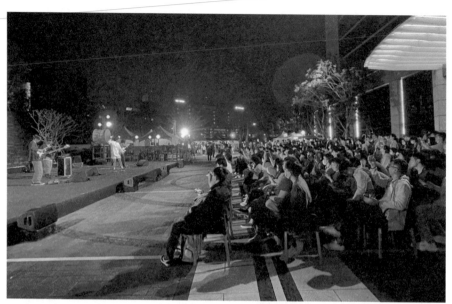

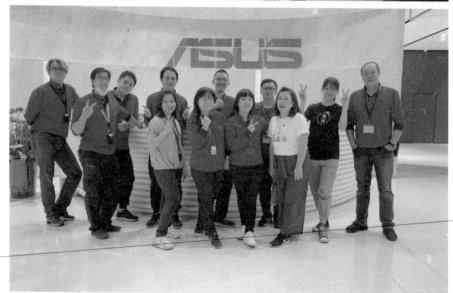

7,000 人份無肉美食，Action

華碩對於環保的永續目標相當落實，在公司也會鼓勵大家要自備環保餐具，在員工餐廳內設有專屬蔬食專區，自助餐區也會提供多項蔬食餐，而在三月週年慶這兩天，全體員工會在下班後，拿著鍋瓢碗筷下樓用餐，排隊與等待的精神，也讓團隊感到貼心與安心。原本以為都是素食，不會有人喜歡，也覺得應該會被拒絕，但沒想到華碩全體員工，都先上網了解每個品牌的料理特色。

當天被華碩同仁喜愛的是烤玉米與麻吉，油飯與生煎包也不遑多讓，一禾堂的麵包一個小時秒殺，二次補貨依然再次秒殺！元禾食堂兩個小時內也完售，草山包子不斷補貨，第二天還義氣相挺的到現場協助。天氣太熱讓 Cha Cha 冰淇淋還沒喝口水就完售，善良芳茶與無酒精啤酒更是這兩天的贏家！感謝每個廠商辛苦的堅持到最後。

小小的影響力，大大的圓滿

第一天雖然很混亂也很熱，但隨著夕陽落幕，音樂響起的那一刻，大家的心也漸漸踏實起來，看見每個人對於無肉飲食的看法有所震驚與開心，真心覺得這場活動發揮了小小的影響力，非常值得與圓滿。

超級感恩製作人慧玲姐來為我們加油打氣，好感恩嘉俐姐邀請黃克義導演與製作人吳怡然來體驗無肉市集美食的饗宴，還有合作多場的瘦瘦英雄，當天晚上溫柔與療癒的演出，喝著無酒精啤酒，細細聆聽著主唱大霈的音樂洗禮，好不愜意！最愛〈單程旅行〉與人人都會唱的〈Lost and Found〉，隔天的壓軸是優人神鼓的演出，在絕境中轉化成森林系劇團，帶來震撼與能量，夥伴們紛紛在過程中不斷落淚，美好的 2 日市集也在這股力量中劃上了句號。

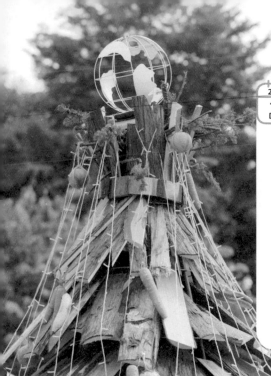

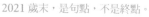

無肉市集 5.0 ✕ 台中文心森林公園

上百品牌再度齊聚台中

成為彼此的那顆星

2021 歲末，是句點，不是終點。
我們一同徜徉在 Bethlehem 的光芒，
成為所有生命的伯利恆，成為自己的主星與光受。
我們共同許下：「生命共好，世界和平。」
願你我，都能成為這個土地的守護者，
與自然和諧共存、大地萬物共生共息。

小王子說：「星星發亮是為了讓每一個人有一天都能找到屬於自己的星星。」
伯利恆之星也在黑漆漆的夜空中劃出一道金色的弧光，
盡著自己的力量，將一閃一閃的光芒匯聚在一起。
Make A Wish，一個信念與初心，將心裡的願，
託伯利恆之星傳送給無肉星球。

被一群孩子搞瘋

這次的合作因緣來自天元扶輪社的邀請，天元是台灣第二個蔬食扶輪社，這次剛好是新任社長的就任儀式，社長希望受贈典禮不再是餐廳那般吃吃喝喝就

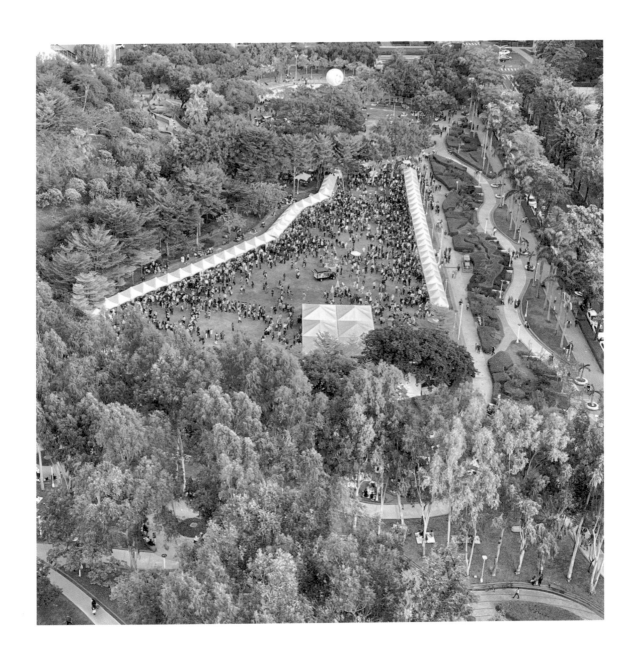

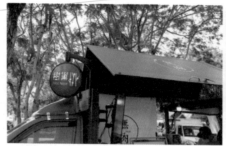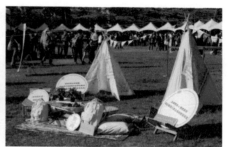

結束，而是希望藉由這樣的盛典，讓更多人可以走進來了解並吃一餐好吃的素食，因此與我們共同合辦這樣的活動，我們負責現場的主視覺與上百家攤位的呈現，正好場地是在台中最受歡迎的文心森林公園，因此，無論是專程而來或是路過的人，這個地點都是很容易被看見的。

因為這次伯利恆之星的主題，企劃 Ellen 提出可以找一群胎裡素孩子共同來拍攝市集預告片，當時覺得企劃內容執行會有些困難，也覺得可能不是那麼吸睛，更覺得不可控的因素太多，最後我們決定先將家裡的小孩都貢獻出來。大家都跟學校請了假，從不同城市前往台中集合，以開心聚會的心情完成任務。

萬萬沒想到拍攝小孩比拍攝大人更難，練習好的台詞，一開拍全都亂了套，每個小孩開始不受控的亂跑，笑的笑，哭的哭，大人們不斷呼喊、餵食、騙糖吃，原本的想像是一個小時要拍攝完成，延遲到三個小時才結束，欣慰的是最後一分多鐘的廣告宣傳，觸及率高得讓人安心。

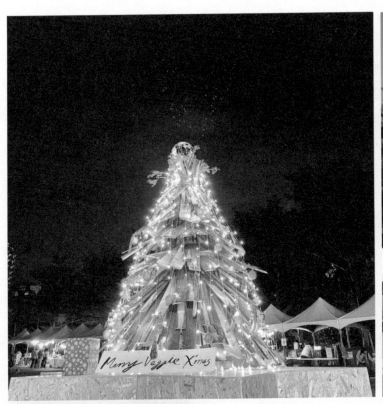

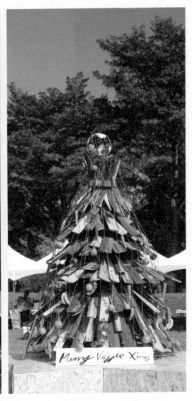

「伯利恆之星」，一顆為自己閃耀的星。

　　很久以前聖誕樹的由來，是一根杉樹枝掛滿東西，

好心的付出得到的感恩回報，

那些掛滿的物品是神賜予的禮物。

零廢聖誕樹的裝置藝術

　　當時與綠色和平的 Claire 發想與討論了很多關於布置的部分如何達到永續，不使用任何新的資源來延伸我們的期待，當時很謝謝遇到了有同樣理念的「暖日子」，從廢棄的杉樹發想，我們用了一如既往的木頭元素來當作聖誕樹創作的首選素材，使用廢棄板模呈現樹皮與木，使用木工手法中的交疊釘，製出立體層次的聖誕樹。雖然是個創作，也要讓孩子們一眼就看出那是棵聖誕樹，而底座就是這次無肉的主視覺，伯利恆之星。

　　這次的裝飾物，搭載了無肉及綠色和平的理念，使用新鮮的蔬菜水果，考量需要放置一天的時間，蔬果的保鮮度及顏色搭配，選用了紅蘿蔔、青椒、香蕉

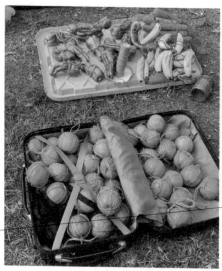

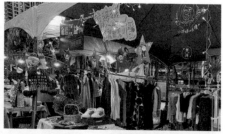

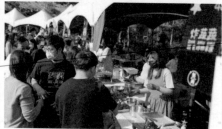

和台中東勢的橘子，在活動當天一整天下來依然可以新鮮，活動結束後可以讓大家邊收攤拆下來享用，或是攤位上食材不夠可以直接採下使用，這些食材和我們放在聖誕樹上那顆地球，都是代表上天賜與我們的禮物。

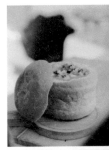

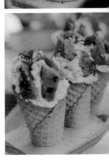

到街上網羅紙箱＋超火的藝人戲服義賣

因為上百個品牌太多，我們決定為大家製作新的布料品牌，但在活動前三天，廠商卻告知可能來不及到貨，這真的是個晴天霹靂的消息，我們當下馬上聯絡設計夥伴集合在台中，快馬加鞭的為大家手作招牌，上百個品牌要手繪，真的會讓人萬念俱灰。我開始打電話請朋友 Angelina 幫我留紙箱，到街上可能有紙箱的地方開始詢問，短短的半天找回了將近上百個二手紙箱，笑著哭的兩位設計夥伴原以為這次可以很輕鬆悠哉的度過，沒想到又開始熬夜裁剪、上色、等著原料乾掉再畫 Logo，畫錯再重來，一條生產線在一天內完成，真的是個超級崩潰的過程。

知名製作人慧玲姐為了支持這個市集，整理了自己製作的劇中戲服，有《我的婆婆怎麼那麼可愛》、《最佳利益》演員群的衣服、鞋子、帽子等等，大箱小箱的扛到台中，不到短短一個小時，就被許多粉絲愛好者買走了，最後慧玲姐還默默的將收益捐給了無肉市集，讓團隊感動萬分。

上百家廠商的二手禮物交換

因為活動接近年底，也因為疫情的關係，夥伴 Cooper 建議我們可以邀請全部的廠商共同來祈福，希望新的一年可以平安順利，剛好適逢聖誕節，所以我們也臨時起意的問大家要不要交換聖誕禮物！市集開始前，各個品牌都有準備禮物，可能是自己很喜歡的東西、可能不再使用，或是家裡有一些沒有用過的

東西，再使用零廢方式包裝，放在當天的禮物車上面。

　　謝謝夥伴們的許願提議與 Cooper 的延伸、主持完上百個人許願儀式，我也跟大家分享這兩年來的感受與心得，用真誠的心感謝大家一路走來的支持與祝福，最後，大家在光的包圍下，交換禮物，為這場市集畫上一個圓滿的句號，感恩所有參加這場市集的大家。祝福世界和平，純素、光與充滿愛。一起祈福，許願，真的好美好美。市集結束之後，我們邀請所有廠商熄燈五分鐘，一起為世界祈福。也在即將結束的 2021 年告別，透過伯利恆之星向上天許願，謝謝當天的每一個人，用自己的願力點亮這個世界。

裸賣理念溝通不良讓人心累

　　這次活動我們認識了很多新廠商，但因為事先在溝通上花了滿長的時間，也有可能沒有說的很清楚，活動當天有廠商私下使用了一次性餐碗，還有明明答應我們不提供玻璃瓶給民眾的廠商，都偷偷提供了，最後因為志工在整理垃圾的時候，意外被碎掉的玻璃割傷，我因為受傷的志工而罕見動怒了，生氣的去跟廠商釐清彼此對於市集裸賣的認知。

　　這件事也讓團隊事後檢討了好一陣子，我們才驚覺在「教育」這件事情上，應該更著墨傳遞的方式是否更徹底，在舉辦活動前，也應該要更加清晰的溝通和說明規範，確保所有的廠商都理解和遵守規定，在活動當天也應該加強監督和管理，並讓大家知道，這樣的行為不僅僅是沒有對自己的品牌負責之外，更是打破了信任，也讓來參與的民眾混淆，希望這樣的經驗可以讓每個人學習到更多，甚至是更認真的態度來看待我們的理念。

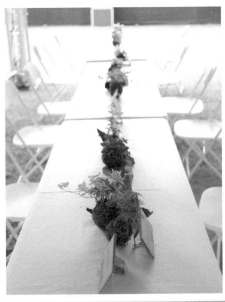
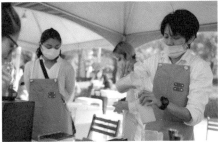
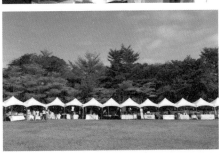
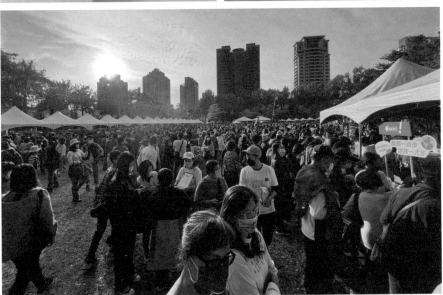

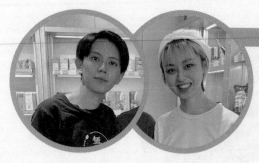

麵包，也可以如此療癒

在烘焙世界裡為吃素的自己找到一方天地的巧玉，
以及因為機緣開啟了對素食全新認識的 Lin，
帶著各自的創業想法，一起攜手創立金曜，
嚴謹的職人精神，層次豐富的風味，讓葷食者也買單。

台中文心公園，無肉市集。金曜的 Lin 與巧玉身在其中，有別於過去是來參加市集的民眾，這次，是以攤商的身分參與。當時的他們覺得自己是個新廠商，又是剛剛創立的品牌，對於第一次擺攤的成果，是不敢有任何期待的。然而，最讓巧玉印象深刻的，並不是首次市集擺攤就順利完售。而是過程中受到的照顧，與市集結束後的溫暖交流。

首次出攤，感受到家人般的溫暖

第一次出攤就是規模這麼大的市集，對金曜的他們來說是前所未有的。過程中不斷有志工前來關心詢問是否有需要幫助的地方，也會提供各種需要的資訊，原因無他，因為金曜是無肉市集的新攤商。「有很多的安心。」巧玉這樣說著。最後，大家聚集在那棵以零廢棄概念搭建成的聖誕樹下，不只是合照，大家也一起抽獎，一起分享，一起過節，加上芷睿的溫暖一段話，讓巧玉感受到無肉家人的溫暖，那份一起的感覺，很棒！

其實早在加入無肉市集之前，身為找蔬食粉絲的巧玉，人還在日本北海道打工換宿時，就看到無肉市集的資訊了，當時小小的心願是：「我要趕快回台灣去參加無肉市集！」

彼此互補，一起攜手創業

從烘焙中獲得很多樂趣的巧玉，一直在研發全素麵包，腦中雖然有個創業的想法，但是除了麵包，對創業的一切完全不了解。這時正好遇到了也來山上打工換宿的 Lin，有著完備的創業知識與想法，但是產品尚未成熟。兩人就像拼圖般，補上了對方事業上還缺的那一塊，一起成為創業夥伴，金曜便誕生了。從網路接單、開設網路賣場，到騎樓擺攤賣早餐，到無肉市集打開知名度，一直到現在擁有自己的店面，不變的是兩人對於風味的創意與對品質的呵護，他們更希望沒有任何素食字樣的店面與招牌，可以吸引全部的人，一起來發現，沒有蛋奶的麵包，竟然這麼好吃！

其實，Lin 和巧玉平常經常到畔畔用餐，也曾和 Jason 交流過，早在騎樓吹風淋雨的擺攤時，找蔬食就來拍攝採訪過，Jason 因為看到找蔬食的介紹影片，特別來買早餐，認出了自己店裡的客人，正好當時市集在尋找新的攤商加入，因此開啟了與無肉市集的緣分。巧玉說那時他才發現原來無肉市集就是在台中，來拍攝的找蔬食當時也剛移居台中，一切都很剛好。

剛剛好的相遇，剛剛好的分享，剛剛好的連結，金曜與無肉市集，其實早在彼此見面之前，就已經有了連結，早就是家人了。

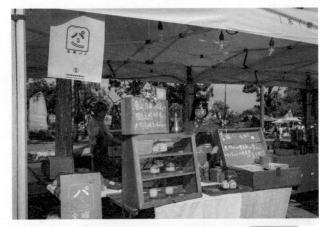

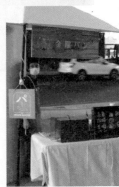

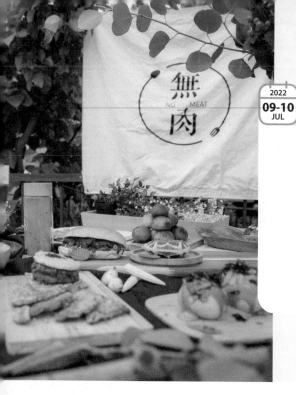

市集與講座的完美結合

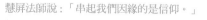

起動一個緣，圓滿一切

慧屏法師說：「串起我們因緣的是信仰。」
很多事情的完成，不是靠一時的興起做決心，
而是依靠那種自然而然、水到渠成的條件，那個叫做：緣的起動。

「關你屁素，關你 peace 素，關於你我的和平之事。」這是演講的文案，很有趣。我們總是調皮的希望有一些突破，但最終我們需有一點點保守的框架，來圓滿一切的後續發展。

共有 8 位不同領域的講者，用有意識的思維，活出自己的生活態度，從品水品油中認識並提升自己的感官。從植物肉的腳步踏入蔬食的飲食生活，感受大自然的每一份原型食物帶來的愛。當我們細細的品嚐每一口食物之後去體悟，究竟是行者改變了食物，還是食物成就了修行。

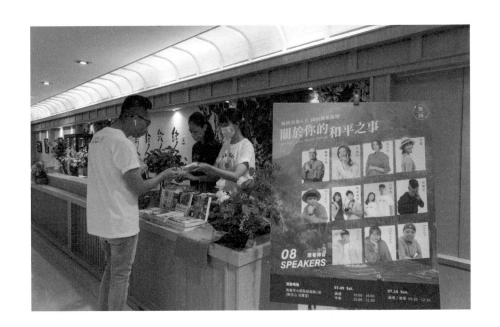

　　「向山提案」的主題，邀請了來自不同城市，共 48 個品牌，在環境守護的意識中，建立一種生活風格。邀請大家回到有歸屬感的地方，與無肉來進行一場植物的人生「食驗」。在植物的愛裡，發現渺小生命遼闊的靈魂。每個人內在都有屬於自己的佛，願我們共同點燃那心中的光，帶著一份祝福，一起回山。

首次與藝術家合作主視覺

　　這次市集合作前，我的第一個直覺就是找藝術家海至老師合作，因為想將食尚飲食的潮流與宗教的結合，可以有些年輕化之外，還需要一些符合佛光山的

文化，一些些宗教的氣質，但也不要太過於濃厚，讓人難以靠近。因此，我打電話給海至老師，跟他討論了一些方向，我想要有的畫面，故事的想像，海至問我說：「需要先打草稿再來上色嗎？」我說：「不用，老師畫好之後就直接定案，我相信老師。」看到畫面的那一刻，我知道，我的直覺對了。

在這主視覺的畫面中，山上的瀑布猶如活泉的來源，是上天賜予人類的水，再灌溉到所種植的蔬菜，這份食物是天、是地、是眾能量的辛勞與豐沛的愛心所帶來的禮物。我們的食物來自這座美麗的星球，在我們呼吸的空氣、飲用每一口水時，都要充滿著正念與感激，當你吃進這些食物時，也要覺知每一口食物都在深化自己與這個星球的連結。願我們常保慈悲，願所有的美麗、所有的生命，都能和平共存，願人類一起保護這顆閃閃發光的地球。

沒想到的是，主視覺可以融入 AR 的效果，佛光山的慧菩法師給我們一些方向，和我們開會討論如何將視覺加入 AR，無私的教學，也讓設計夥伴 Doris 學習甚多，最後的背景聲音是由 Cooper 劉家成協助尋找音檔並混音，才有這樣的動態壯聲效果。

結合講座的市集提案

這場活動，結合了講座與市集，希望可以吸引更多非素食者，因此找了各個領域對推素有影響力的人物，而這次邀請的所有講師，都在不同領域中，用自己的生命故事，影響著別人的生命。

如果有一個職業是你花這一輩子都要做的，你覺得，那個會是什麼？如果你會是改變世界的那個重要角色，你希望，那個角色是什麼？

佛光山常務副住持慧傳法師為講座致詞表示，讚嘆參與者都是菩薩，鼓勵無肉團隊的理念堅持，有感現在環境吃素大不易，同時也希望在未來，蔬食方面有更多選擇，透過活動能號召志同道合者一起創造蔬食風潮，讓更多人支持無肉的精神，法師引用佛光山開山星雲大師對於佛法真義‧素食的利處說明，這是慈悲心和尊重生命的展現，每一句都打入心坎裡。

隨後，由顏值擔當的無肉男神們輪翻上陣，第一天邀請了知名 Podcaster Zong 擔任引言。「ZONG 嘍來共」，是台灣第一個純素的 Podcast 頻道，他將各行各業的蔬食領域、主理人串連起來，在頻道中以輕鬆的方式，讓大家更認識蔬食產業。

力量，從改變而來

由找蔬食的鄭洋與 Cooper 共同合唱〈無肉 Chill 生活〉，揭開講座序幕，人往往有無數雜念，猶如大千世界數不盡的微塵，但鄭洋將這些挫折化為改變的動力，突破許多的障礙，找蔬食拍攝的影片中，從餐廳介紹、簡易上手的食譜料理、生活減碳的小知識、環保專業的分享，無不影響許多人，而他由一個活潑男孩蛻變為成熟的大人，過程也有許多碰撞與挫折，這些學習也讓他更懂得如何將這些正能量分享給一樣走在這條路上的人。

從主流到不入劉

第二場，是斜槓人生的藝人 Cooper 劉家成出場。Beatbox 是 Cooper 與大家打招呼的開場，他曾經在演藝圈賣力的演出自己的生命，而在茹素後，轉化了自己的思維，他分享了自己如何創造無限的斜槓，並將興趣轉成自己的職業，又如何用自身微薄的力量，影響家族產業創造新素食，這種種戲如人生的

轉變讓大家好讚嘆。

Cooper常常說，我是推坑他走入素食的那雙手，我覺得他更是一個不斷推動我成長的好夥伴，我們經常聚在一起，分享著彼此最近學習的事情，遇到的困難，我們一起去解決，沒辦法解決的事情，我們總是可以給彼此一些方向，但殊不知，我們曾經有誤解過、對彼此生氣過，從冷淡的關係中，也看見一些自己的不足，於是我們將彼此又拉近，跟彼此道歉、彼此擁抱並找到我們曾經那熱血為對方付出的故事，因而更昇華了感情，真正的和好。

下午由慧屏法師開示，法師希望透過市集因緣，邀請大家來佛光山吃素，接引更多年輕人，共同行「三好」：做好事、說好話、存好心。說好話是要以正面、積極的態度和語言與他人互動，做好事是要以行善的行動回饋社會，存好心是要培養善良、慈悲、智慧的內心，以正念面對人生的種種挑戰，更歡迎大家在這兩天的滋養裡頭，可以修智慧，也鼓勵大家要時常回到佛光的家。

這裡沒有一個生命是被犧牲的！

下午，知名的無肉女神們出場了！第一場當然就是我們無肉的大家長，嘉俐姐！姐一開始分享著，因在聽障家庭長大，所以以前父母親到學校接她的時候，她並不想承認。嘉俐姐是位非常優秀的演員，曾經入圍金馬獎，雖然她沒有生過孩子，但她身上擁有母性溫柔的愛，姐曾經提到過自己的成長背景和自我標籤的過程，在成長過程中遇到了不少困難和挑戰。這些經歷讓她更加敏銳和理解他人，也讓她更加堅強和勇敢。然而，後來進入佛法之後，這些歷程反而讓她更堅強，更有自信的展現自己的力量，也用自己的生活經歷去鼓勵與幫助身邊的人，而演員更是可以發揮公眾影響力的角色。

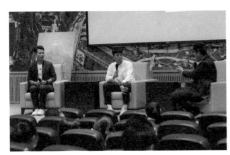
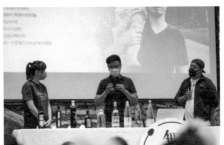

　姐表示這是一場「將心比心，已所不欲勿施於人；已所欲，施於人！」的溫柔革命。想要生活幸福美滿，就不要拆散別人的家庭；想要身體健康，就不要吃因恐懼、憤怒而死亡的食物；想要地球美好環境永續，便要展開「有意識去選擇」的飲食模式，就像現在每天所努力的。至於電視上演婆媽是專業、是工作，也可能是外人給的標籤，我們都要時時記得去除煩惱與各種過敏源，廣結善緣、回歸清淨本性，才是自己最真實的人生方向。

別太乖！勇於與眾不同

　知名主持人亞里一出現，她的微笑與聲音總是能溫暖身邊的每一個人，亞里從小到大成績優異，是個標準學霸。畢業於陽明大學物理治療系，還是國家認證的物理治療師，但她真正的興趣卻不在此，她堅持走自己的路，後因進劇組拍戲水土不服，開始吃素身體得到改善，也因此開啟更多工作的好因好緣，曾緊張的父女關係至此終於放下。

　家裡對她的期待，卻不是她的夢想，而她用自己的力量堅持走出自己的路，

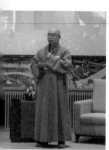

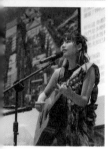

許多為人父母總是盼望孩子可以活出他們的期待，但卻沒有想到在這個過程中間接傷害了孩子，也築起一道牆，但找到生命熱情並勇敢追尋的勇氣，完全被亞里感染，並有信心的尋找內在，想要活出一片天的自己。

生命會找到出口，這個語言的背後，隱含著一種關於人性和生命力的信念。它認為，即使在面對逆境和困難時，人們也有足夠的力量和智慧去克服這些障礙，找到自己的出路。同時，這個語言也表達了對生命和自然的敬畏和信任，相信自然和生命會在適當的時候賦予人們力量和指引。

創作歌手與海

歌手汶芳，用聲音與生命經驗來分享自己的歷程，是台灣樂壇的代表性人物之一。汶芳的音樂風格元素很多，有搖滾、電子、流行等等，音樂作品多以生活為靈感，以對愛情、人生、家庭等主題的探索和表達為主要內容，具有豐富的情感和深刻的思考。

熱愛衝浪的汶芳，看到海洋的垃圾讓她覺得很難過，因此她很積極參與社會公益活動，甚至號召影響很多人一起去淨灘，將海廢的物件回收並再生，呼籲大家重視海洋環境保護問題，每個人吃素的原因有很多，「不浪費素」是她的起點，從飲食到生活物品，她都希望大家要珍惜，不要隨便丟棄。

第二天的講座，更是精彩可期

第一場，是由擁有品水師職照的安東尼來帶大家品水與品油。品水師執照，需能夠進行水的品味分析、水質檢測和水的種類、來源、品質等相關知識的專業人員所需取得的證照，而在進行品的動作前，他分享了現在環境的變遷，以

及我們吃一餐要用到多少的環境資源。

安東尼說，吃食物之前，我們得先懂自己的味蕾，透過品味不同的水和油，安東尼教導大家如何用味蕾來鑑別不同品牌的水和油，以及如何挑選最適合自己口味的水和油。同時，他也提醒大家，我們平常常常浪費很多食物和糧食，但這些都是很珍貴的資源，我們要更加珍惜和節約，才能讓地球繼續維持良好的生態平衡。這場品味活動讓現場的觀眾更深刻地體驗到了食物的價值和環境保護的重要性，並且學習到如何從味蕾來挑選更好的食材和食品。

植物肉的百搭料理

野菜鹿鹿是台灣知名 Youtuber，主理人是一對可愛的情侶。他們因為工作和關注環保議題而開始吃素，並開始在影片中分享他們的料理生活，無私的分享食譜，因為有很多想要接觸素食但卻又放不下肉食的人，不知道該找什麼東西來取代，因此他們進而出版了植物肉的百搭料理書籍，讓更多想要踏入素食之旅的人可以更輕鬆的學習。

除此之外，他們也積極到處演講，喚醒大家對環保的意識，分享如何減少使用一次性塑膠餐具、選擇環保友善的食材等等。他們的影片充滿著正面的能量和幽默感，吸引了很多人加入素食行列。

在植物肉的料理中，他們選擇了生活最常見的素食鹽酥 G，用最簡易的方式教大家調味與氣炸，現場試吃的人不約而同的說，如果每天都是這樣的東西，他們會願意開始改變飲食。

　　最後一場的心靈收斂，安排了我敬仰的佛光山旗山禪淨中心監事，慧專法師來分享，素食與佛法的關聯，慧專法師以「珍珠瑪瑙下廚房」為題，道出「吃素是一種態度和生活的選擇」，在這個講座前，我其實大不敬的提出許多尖銳的問題來請教師父，但這也是我們在日常生活中時常被大家挑戰的問題，比如動物有生命，植物也有生命、吃素可不可以殺蚊子、師父怎麼看台灣的宗教素別，還有師父們怎麼去跟民眾分享素食這件事。

　　而師父的每一個回答，都讓我們漸漸被感動，針對吃素者常面臨的質疑，慧專法師表示，飲食習慣不容易改，但透過植物肉、素料這樣的方便法門可以協助大家，「吃素最重要的是那份素心，而不是成為執著」，我感嘆著，佛法這份溫柔的指引，是用力量來撼動而不是用宗教來制約行為。

　　那斑駁的青春，見證了看似不完整的靈魂，蘊藏著有底氣的沉淪歲月，螢光幕前那浮華精彩，也飄蕩著不為人知又說不清的三言兩語，每個精緻的小生命，都是宇宙的精雕細琢，都是愛的傳承和文化的流淌，兩天論壇的聚會，散發出別具一格的生命魅力，最後，以幽默而充滿各種情緒的感受結尾，讓大家回家細細的回味著。

無肉市集接棒登場

　　佛光山住持心保和尚、退居和尚心培和尚等也都到市集關心、支持著我們，並品嚐我們所準備的純素料理，當時很榮幸可以與好多法師分享，無肉市集的理念與初心。

我們結束了兩天的講座之後，眾所期待的無肉市集就登場了，當天有高雄知名的五郎壽司、YOGI DOSA 的印度煎餅、翔鶴佳的天貝排米漢堡等人氣蔬食和環保生活用品等。而特別嘉賓，佛光山旗山禪淨中心由監寺慧專法師帶領佛光人共襄盛舉，共同推出煙燻麵腸、煙燻豆包、炸醬麵等等美食。講師之一吳汶芳的「無垃不作」則是將海洋廢棄物，如：漁網、拉環、瓶蓋、玻璃等改造成飾品，每件都是獨一無二且數量稀少。此次參加佛光山青年義工研習營的青年除了對素食的改觀之外，對於市集可以真正落實環保這件事感到訝異與佩服。

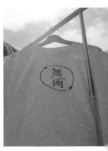

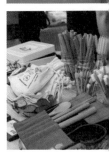

廠商竟然接受了一次性餐具

通常大型活動前，我們都會與廠商再次溝通要注意的事情，尤其是堅持環保餐具這件事，而大多數的人會以為「自備一次性餐具」就是環保的表現，這件事情確實再度突破我們的思維，因為我們以為的「永續」，對照大多數人的理解來看，真正的意涵是不被理解的。

所以我們在市集中，一直不斷分享該怎麼從自身做起，如何不使用塑膠、該怎麼轉換以及取代，但在真正面對民眾的時候，需要有智慧的與大眾說明，溫柔並堅持的告知，我們不使用也不接受任何「使用會被丟棄的包材」，這件事需要有實戰經驗並強而有力的內在，才能真正教育大家。

有位客人自備了一次性餐具到某個攤位買東西，而廠商接受了客人的餐盒，這位客人到了下一個攤位購買，被這個廠商拒絕了。這個廠商是我們一路走來合作的好夥伴好家人，半半食室的主理人 Jason。客人一直怒氣沖沖的指著老闆問：「為什麼上一家可以，而你們卻不行！」指著鼻子罵的同時，還說要告

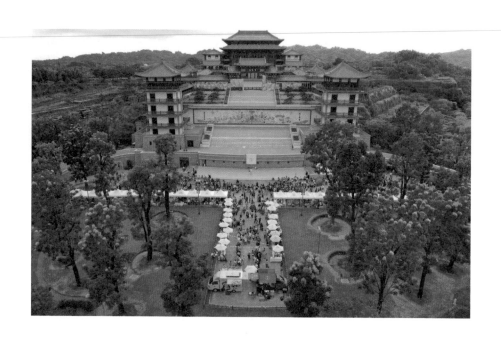

老闆，回去甚至給了餐廳一顆星評價，邊離開邊怒罵著一切關於環保給他們帶來不便利的生氣語言。而 Jsaon 從頭到尾都非常有智慧的回應，我也非常感激這些夥伴願意跟著我們堅持這一切，並面對帶來的後續效應以及可能的挑戰。

守護的是環境，並不是無謂的堅持

一直以來，在堅持因環境保護的理念，而在行為上需要改革的使命中，這些怒罵與不理解都是過程，我一直深深相信，只要能把堅持純粹的動機不斷的做下去，最終一定會以某種形式成功。有時，不是金錢或地位的成功，而是意義上的；而這，不也正是多數人最在乎的嗎？

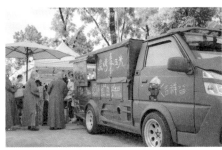

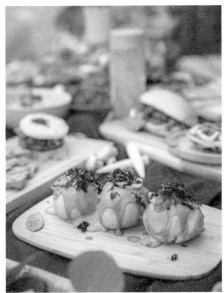

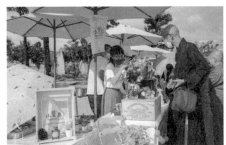

　　這個信念是需要被大家守護的，也需要大家來釐清，我們的堅持是為了這個環境努力，並不是在找大家麻煩。我們也要意識到，人類正在找地球的麻煩，我們需要為自己的行為買單，我們最後還是語重心長的將這些事情告知全部參與的廠商們，大家在不同層面給予我們安慰並持續支持著彼此想要守護的理念，而有些廠商更了解我們的堅持，也檢討了自己的不小心，私下紛紛訊息跟我們道歉，在這一來一往中，我們因為「守護」的愛，而讓大家的心更靠近了。

　　莊子說：「夏蟲不可語冰。」夏天的蟲子根本沒體驗過冬天，你跟他爭辯冬天的冰，毫無意義。我們總會遇到與自己想法不同的人，網路上也經常看見很

多批評的留言，但費精神與時間去與對方解釋與爭論，只會讓自己更疲憊，所以，信言不美，美言不信，善者不辯，辯者不善，有時候沉默也是一種智慧的展現。

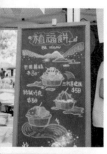

慧屏法師說：「雖然只有四天的活動，但若從『動念』要籌辦此盛會，以供養大眾與開創新局算起，必然遠遠超乎四天了。」

市集裡盡是吃得滿足的笑容

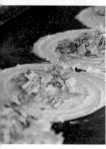

漫長的假期中，我們渴望美好而放鬆的一餐，從街邊小吃到米其林餐廳。在這個龐大的選擇譜系裡，很多人鍾情於街頭巷尾的市集小吃。只有這樣的環境氛圍，才會吃出點境界的滿足。

大家其實很懂生活，少了些煙火氣，人生就是一段孤獨的旅程，如何替枯燥乏味的生活帶些轉變，答案，就藏在攤前的笑容裡。

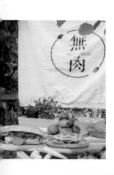

佛光山的這一站旅程，不僅僅是只有味蕾的記憶，也許你記不得曾經吃過的市集料理，也許你也不記得你在這場得到的答案。但我相信在多年以後，你唯一記得的，還是那個熟悉的味道和陪你逛市集的那個人。

謝謝佛光山的一切，法師們溫柔帶著幽默的關心，熱情的帶我們認識佛教文化。貼心的帶給你內心一切的愛，道不盡的感謝之情，隱藏著深厚的思念與祝福，願這份好連結能夠永續下去。

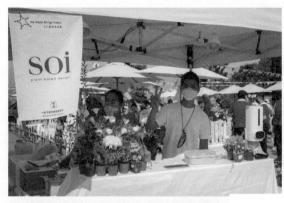

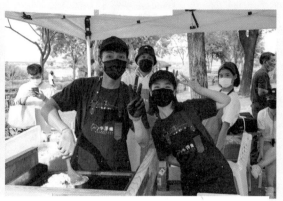

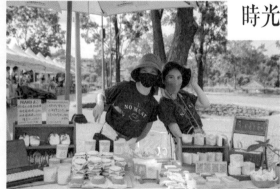

時光荏苒，燈光暗去，繁華散場，

留下的，是無盡的思念與感動。

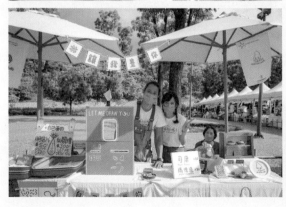

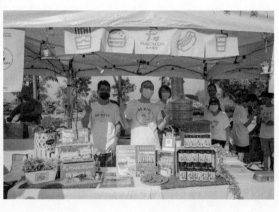

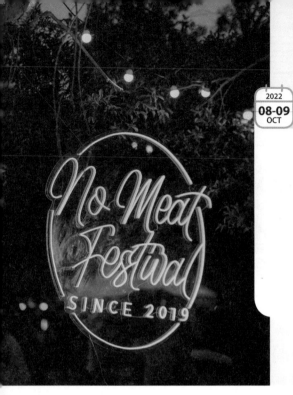

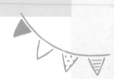

堅持永續的策展挑戰

從市集主辦人到策展人

齊心，合心，地球之心……
地球萬物有它運行的節奏，
過往的飲食模式，就像幻燈片般的灰階告別。
我們正邁向未來之門，展開星球植物的力量。

　　生活也不曾例外，願力就像灑落在地球的散落拼圖，也像一樁未了的心願，在不斷尋找和復位的過程，完成每個靈魂之間的約定。

　　我們需協力完成最後的任務，拼完，遺落在人間的拼圖；拼湊，生活的另一種面貌；拼出，未來的無肉新世界，一起讓這份願力無遠弗屆。

　　飲食，不只是填飽肚子的一種需要，它更飽含了處世哲學，牽連著人與動物之間的關係，演繹著人生的五味雜陳。

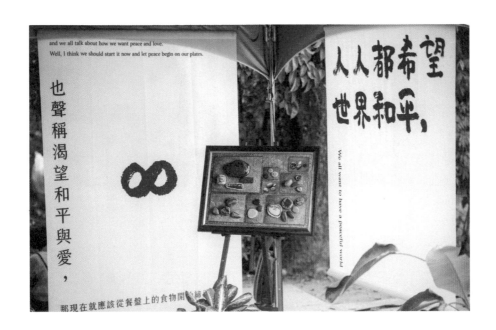

and we all talk about how we want peace and love.
Well, I think we should start it now and let peace begin on our plates.

也聲稱渴望和平與愛，

那現在就應該從餐盤上的食物開始締

人人都希望
世界和平，

We all want to have a peaceful world

　拋開工作與生活之間的界線，無肉市集帶著我們靜下心去看見，那些我們從不曾了解的餐桌真相背後，究竟為世界帶來什麼樣的負擔，一起成為致力將無肉生活散播出去的播種者。

第一次與美麗的美術館合作

　美術館，顧名思義就是一切以美感為主軸，所以可以與美術館合作也是我們的榮幸與成長機會，也是更強而有力的共好，在不同面向，跨越非同溫層的想像，也能觸及到平常沒有接觸過的地方。近幾年透過網路無遠弗屆的力量，讓這樣的生活變成潮流的追尋，以我們擅長與喜歡的模式來突破一些舊有傳統的

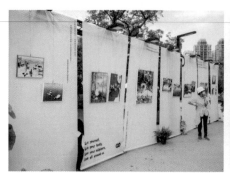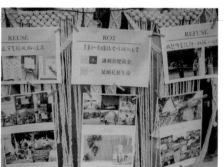

方式，讓不願嘗試的人都能有這個機會，自然而然的進入與接觸，而這次的場地也吸引了許多鄰近的人，也許是人潮的吸引、也許是理念、也許只是當下的一個念頭，我們也都達到了我們的期待。

這次很特別，我們收到了一份合作邀請，是關於《愛是唯一的解決之道》新書發表結合畫作的展覽，書籍文字強而有力，是一位藝術家、靈性導師——清海無上師的著作，書籍內容以對生命、環境的重視，進而傳遞愛與守護的信念，團隊看完書籍也都深受感動，然而這次更大的任務是，策展部分也需要交給我們來策劃，當時因為場地在高美館，所以全部的視覺布置，場地方都有高規格的美感要求，我們非常興奮可以收到這個任務，同時壓力也不小，加上場地在戶外，提高了許多風險，除了藝術作品不能有太陽照射之外，還有雨天的備案考量。於是我們與合作夥伴中城婚禮討論了很多方案，以永續策展的方式，也不製作會被丟棄的材料，當時真的是很燒腦的提案，但最終找到了我們都喜歡的模式。

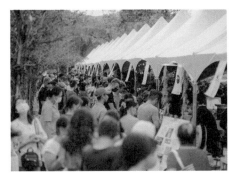 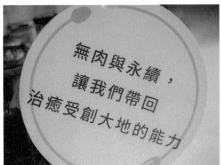

一如過往般受到各方眷顧

這場活動，真的很感謝高雄扛壩子痞食維根、翔鶴佳、豐富樂三位老闆無極限的支持，痞食維根的陶德哥協助我們載了三越的布置物南下，翔鶴佳提供我們場地、各種人力支援，還有全部廠商的食材，都冰到了豐富樂超市的超大冰庫，我們的好夥伴 21 維根團隊，更是情義相挺，在結束了他們北部的活動後，隔天全部南下到現場支援，還有草食百老匯的團隊支援場布與志工幫忙，如果沒有這般家人情感的各種協助，我們肯定無法順利的南下。

人往往有無數雜念，猶如大千世界數不盡的微塵，所有的問題，會回到解決問題的人身上，每一處的看似不經意，其實都是精雕細琢。

第二天的市集，接近尾聲的時候突然開始滴雨，但只有我們市集所在地是微微的雨量，下了一小時後，就停止了。但是聽大家說，那時整個高雄其他地方下了整整五個小時不停歇的大雨，活動也都提早取消了，而我們只有短短的小

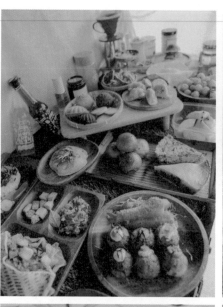

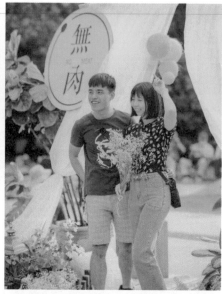

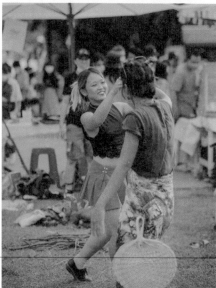

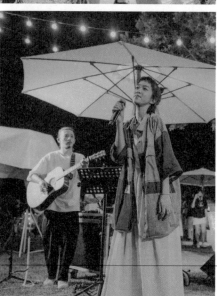

雨，一個小時後就停止，攤商們也順利的收攤與撤場，當下跟老天爺跪拜道謝著，謝謝我們一直被幸運之神照顧著啊！

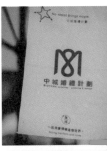

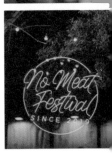

市集角落的迷人風景

　　這是我們活動後，收到最多回饋的一次。第一次參加市集的民眾，覺得太好玩，隔天帶著大包小包的餐盒、再揪朋友一起來到現場，他們都是無肉初體驗，覺得東西好吃之外，也認為沒有提供餐具這件事情，能在生活中實踐是很勇敢的事，而在他們生活也是一種另類的新體驗。我深深相信，當愈來愈多人習慣讓這件事變成自己舒服的方式，漸漸的，就會變成一個生活有風格的環境，這不僅讓生命活得有意思，也會讓每個人活得更有意識、更有文化。

我們在市集裡拍了 MV

　　錄製了將近兩年的歌，一直遲遲沒有完成 MV，看著這美好的場地，連我們的夥伴新中導演也在，便即興的來完成它。在第二天市集開始前，集合了在現場的大家，用即興、不按常規、沒有企劃，以當下的感覺找到每個人的位置與呈現的模樣，我們希望用一首歌的時間，讓聽到的人都能找到自己的飲食節奏，歌詞內容是種同理，也是種心境與經歷。

無肉之歌

　　這場在美術館的合作，不僅將藝術帶進現場，在人來人往的過路，是匆忙中的節奏調節器，將每個喋喋不休的大腦調慢，慢下來，生活也變得更美好了。

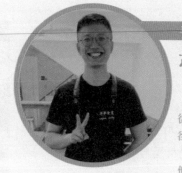

帶給素食餐飲新樣貌的餐廳老闆

從小就被期待著接掌家族經營的畜牧產業的 Jason，
卻踏入餐飲業，還走上了素食推廣的道路。
「這才是我想做的事情」Jason 說。
他正帶給素食餐飲多元的樣貌，也歡迎所有人來一探素食的新模樣。

當在市集裡遇到了使用一次性餐具來購買的客人，Jason 除了堅定零廢棄立場不提供餐點之外，更溫柔堅定的說明理念與緣由，即便客人情緒激動，到餐廳粉專也留下負評與負面留言，他依舊覺得，這也可以當作是個機會，一個好好解釋理念的機會。

這股堅定的力量來自何處？除了 Jason 個人的特質之外，他提到每次來無肉市集擺攤，就像參加同學會，回到熟悉的地方、熟悉的朋友身邊，即便擺攤一整天，疲累不在話下，但當活動結束後，大家反而會留下來一起聊聊天，一起交流，那對 Jason 來說，是充電的時刻，也是推素路上持續前進，持續創新的最大動力。

水到渠成的素食人生

打從四歲就能進入廚房幫忙的他，即使有著要接掌家業的期待，但依舊抹滅不掉對餐飲的興趣，在媽媽跟家中所有長輩力保之下，如願就讀需要住校的餐飲科系，十五歲少年因此圓夢，沉浸在料理的世界裡鑽研。擔任素食課程的小老師、在素食單位實習、進入素食集團工作，這一切的安排看似需要極力爭取，但事實上，都是剛剛好就發生的，事後回想起來，宛如一切早就安排好般。

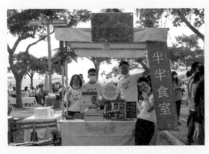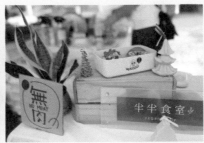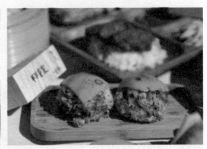

　　凡事都會做好計畫一步步完成的 Jason，在學習或創業的路上，早已經有了藍圖，而他也在計畫時間內一一達成，但是面對家裡接班的期待，即便接班後收入會更優渥，生活品質會更好，但是面對動物，他不想違背自己的心意，婉拒接班之外，也不斷溫和的分享愛護動物的理念與想法，希望家裡能結束畜牧業的經營。當家裡做出停止經營的決定時，Jason 第一個念頭就是打電話跟芷睿分享！原來，無肉家人的情誼，不是只有在市集當下。

　　從無肉市集 2.0 開始就場場出席的 Jason，把素食推廣的熱情轉化成實際的行動，用自己的方式讓素食餐點有更多元的風貌。經歷過疫情、自己的低潮、突破經營的各種困難之後，下一個計劃是要在台中各區開店，目前正在努力研發在市集裡很受歡迎的 G 肉飯，也期勉自己將更多吃素相關的資訊，吃素對動物的好處，繼續傳遞。

　　但其實，Jason 最希望的是，有一天自己可以回到校園，成為講台上的老師，繼續灌溉餐飲界的學生，讓素食成為餐飲學習地圖裡，不可或缺的一部分。

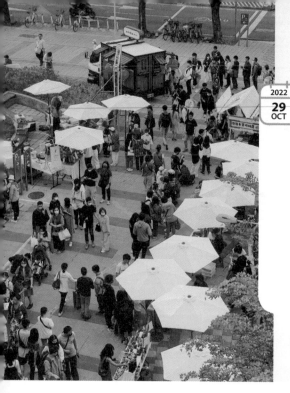

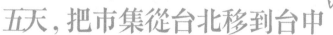
五天，把市集從台北移到台中
就算下雨天，相遇便晴天

如果有一個行業是你花一輩子都要做的，
你覺得，那個會是什麼？
如果你會是改變世界的那一個重要的角色，
你希望，那個角色是什麼？

　　原本合作的市集，因為颱風警報而取消，心疼很多廠商都已經備貨了，所以在合作方五天前決定取消的時候，我跟 Vivi 毅然決然將這場合作的廠商們帶回台中。短短的時間，敲了場地、聯絡了設備商，帳棚、桌子、電力、Truss，發文道歉與宣傳的安排。

　　當時，發出公告的時候，我們收到好多台北朋友的難過聲，同時又收到好多台中朋友歡呼聲，內心真的好煎熬，但在短短的兩天，我們除了要取消一堆設備與演出，很多的道歉訊息要發出，同時火速協調台中場地與設備，每一步，都只想著一定要完成任務。

改變是為了得到不同的學習

原本志忑擔憂人潮，很努力的想辦法宣傳活動，大心的中捷還協助我們發新聞稿，在各大捷運站點，一直輪播著活動的廣播，好多無肉的粉絲紛紛訊息給我們，說他們站在高鐵與捷運站的路口時，耳邊傳來無肉市集這四個字的熟悉聲音，覺得好像聽到家人上電視那樣的驚喜與感動。

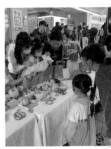

首先，必須感謝上天給了我們好天氣，更感謝中捷蕭課長收留了我們在這裡辦活動，陪我們一整天到結束！我們花了半天的時間確認場地可以使用，還有電力可用的安培數，音響設備廠商也幫我們租到了桌子跟洋傘，所有的準備似乎在很久之前就已經安排好那般的順利。

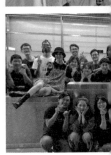

晴空下的揪心的小故事

活動尾聲，其中一個品牌善良肉圓，那晚排隊的最後一位女孩，她剛好找不到身上的現金，他前面有對夫妻，就跟女孩說：「這顆肉圓我幫你付就好，妳不用還沒關係，希望妳可以繼續將這份善意傳遞下去！」現場每一個人都雞皮疙瘩的感動到心坎裡，我想，這份體貼，除了滋養了我們內心之外，還有「信任」與「無私」的精神，完全符合了「善良」一直以來的核心價值！

短短五天的宣傳期，沒想到來參與的人超出我們預期，活動當天，單站下站人數將近 5,000 人，謝謝那天每個等待的人，大家給予最高的耐心與包容，謝謝每個朋友們的到來與鼓勵，我們成功的讓更多非同溫層看見無肉的力量，現場一半以上都不是素食者，但大家都在這一天學習不製造垃圾、搭乘大眾運輸減少碳排、吃素讓更多生命獲得自由，好多的好處都因為每一個人的到來而有所改變，也許只有些微的進步，但走到這裡已經很不容易。

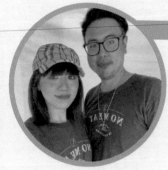

無蛋奶，無過敏原，只有充滿愛的冰淇淋

來自素食家族，為了孩子打造的冰淇淋，
從家用冰淇淋機到擁有冷凍貨車，從市集擺攤到店面，
口味多變，不變的是無添加的堅持。

第一場無肉市集，還是遊客的身分，在市集裡穿梭享受。第二場無肉市集，因為代替朋友來擺攤，即便只有家用冰淇淋機器，每四十分鐘只能做出 500ml 的冰淇淋，再帶上婆婆的手作素煎餃，就這樣出攤了！

回想起這段初相遇，Cha Cha 的言菱提及居中牽起緣份的善良芳茶鄭欽汶以及 3V 惟根小鎮的 Frank，直言感謝，若不是他們，可能就一直是市集遊客的身分，而不是如今的無肉市集固定班底！

後來餐飲業的朋友大方贈送用不到

的冰淇淋製造機，再歷經了每次出攤總得出動二台車的勞頓，最後終於決定採買冷凍貨車，讓產量提升，不讓市集裡再出現只能拿著甜筒餅乾的失望小臉。今年夏天，更將有實體店面，讓大家除了在市集，也有店面能夠享受美味的冰淇淋。

零廢棄與芷睿都讓人驚豔

在市集裡，即便零廢棄的堅持對他們來說並非難事，然而 Cha Cha 的言菱也細心觀察到了落實理念，市集結束後垃圾真的少了非常非常多，這真的是很難得的。來自高雄的言菱，在無肉市集到佛光山舉辦時，邀請了

自己的爸爸媽媽來到現場共襄盛舉，兩位長輩全程參與，也看著芷睿忙進忙出，長輩們還跟言菱說：「這個女孩子真的不簡單。」對於 Cha Cha 來說，芷睿不只是不簡單，簡直不可思議。

無肉市集對於攤商的篩選是有一定的流程與要求的，也因此有許多無法加入的廠商難免有些埋怨，芷睿也不會讓同性質的廠商出現太多家，出發點就是為了保障廠商們在市集裡的獨特性與收益。有時就連參與的廠商也會反應，位置不夠好、規定很多等等。這些負面能量芷睿都完全一個人消化吸收，但下一秒馬上就看到她馬上充滿正能量，繼續給予大家鼓勵。言菱形容芷睿就像有股特別的能量，讓大家願意跟著她前進，而且就連老天也似乎站在她這邊，市集舉辦的日子，幾乎都是大晴天呢！

面對暑假要擁有綜也蔬食與 Cha

Cha Vegan Ice Cream 2 個品牌的店面後，可能沒辦法每一場市集都出席的狀況，言菱直說捨不得，希望能盡快穩定店面，讓每一場無肉市集，都可以見到 Cha Cha Vegan Ice Cream！

這個由大兒子英文名字與手繪頭像為意象的品牌，除了是素食者可以放心享用的冰淇淋，也藏著一份愛護孩子的心意，沒有添加物，一切都是來自天然的原料，爸爸媽媽們，終於可以放心的滿足那雙渴望的小眼睛。

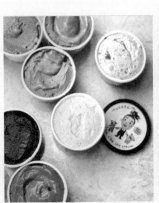

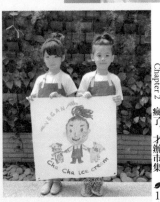

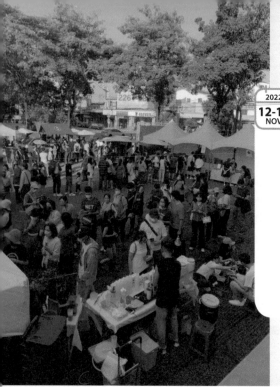

開啟運動與植物關係的正循環

跨界風格的相互激盪

風格不關乎新舊！
在市集中漫無目的挖寶、找美食的樂趣，只有內行人才懂！
地球我們一起罩，每一個永續行為背後的信念，
距離你我，都不遙遠。

當初接下這場活動，除了覺得可以與企業共同推動生活用品的永續理念，還有來自這次邀請我們的窗口 Anne 告訴我，南屯店的全體夥伴因為有份想照顧環境的心，大家約定好每週四都是蔬食日。

企業員工的溫暖，讓我當下覺得激動、更覺得這場合作多了一層意義。

迪卡儂連續兩年推出了二手市集，現場有許多賦予它們二次生命的商品，在永續上面有了雙倍的力量，因此期待這次可以一起在生活、飲食上，共同攜手為社會帶來改變的新力量。

跨界跨團隊的美好合作

　　這次雖然是微型市集，但也是我們第一次與其他主題市集合作，來自台南的草食百老匯，受到當地很多人的喜愛，同樣也是推廣純素的市集，我們也一直很關注他們，便嘗試邀約他們來共同推廣。

　　我們碰面討論進行的方式，與廠商的理念溝通模式，如何提高大家在市集的質感與布置也是這次的目標，加上因為兩天的品牌數量不同，所以彼此在規劃位置圖也需要協調，才能在第一天撤場與第二天進場的銜接都能相對順利。

　　在兩天的活動中，各自帶著團隊出席一天，而草食的團隊相當優秀，主理人也與全部的品牌討論當天都不提供一次性餐具，雖然大家都有些不習慣，卻也都因為認同這樣的理念而願意配合，兩天的活動對大家來說都學習到很多。

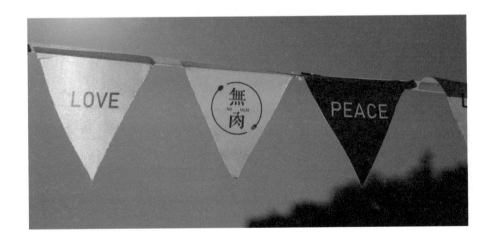

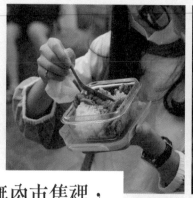
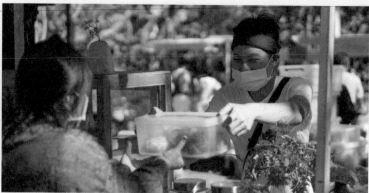

在無肉市集裡，

自備餐具是一件很 Chill 的事！

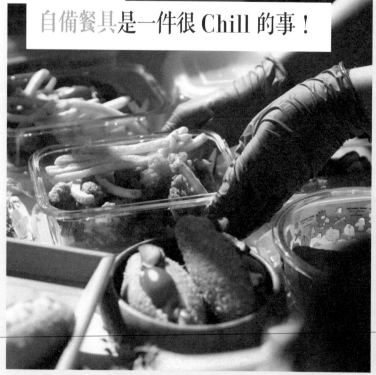
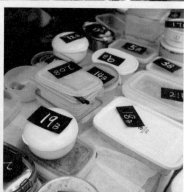
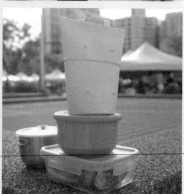

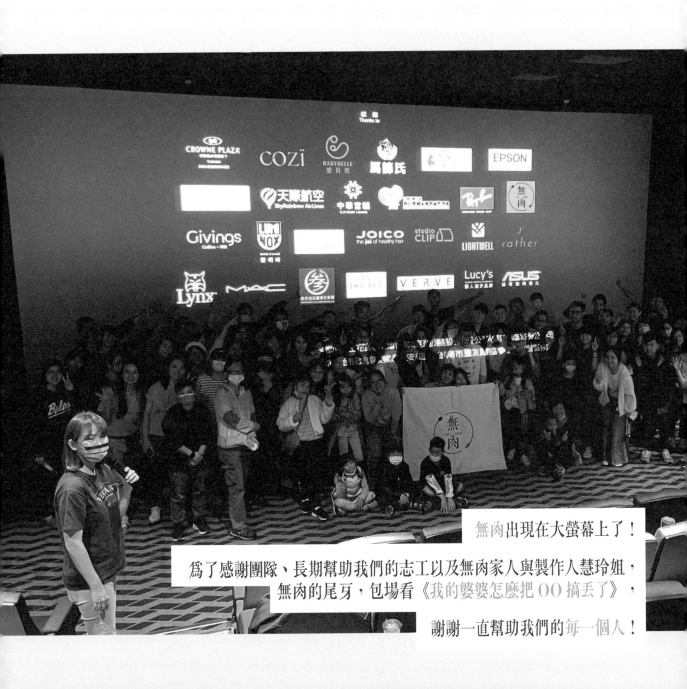

無肉出現在大螢幕上了！

為了感謝團隊、長期幫助我們的志工以及無肉家人與製作人慧玲姐，
無肉的尾牙，包場看《我的婆婆怎麼把 OO 搞丟了》，

謝謝一直幫助我們的每一個人！

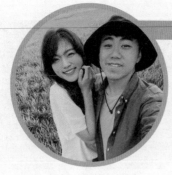

野菜鹿鹿

超好吃蔬食料理的發明家

不傷害動物也能有美味的食物，
用美味的食物向環境變遷說不！
野菜鹿鹿還要用美味的料理，讓你飽足也讓你善良。

因為一個案子的機緣，需要接觸素食領域，為了頻道的經營更豐富，主動向客戶提議加入示範料理的單元。兩人以自己的專長，一個發揮料理手法，一個發揮拍攝專長，為客戶的頻道創造了不錯的成績。加上 2 部紀錄片《海洋陰謀》、《畜牧業陰謀》帶來的震撼，讓原本就關注環境議題的他們，更明白了原來吃肉對環境與動物的負擔這麼大。

小野說：「某天早上醒來，我就對著鹿比說，我不想吃肉了！」鹿比也表示，曾經為了研發菜色，一整週都沒有吃肉，但是並沒有覺得有哪裡不好。因此，不想要表裡不一的他們，在更明白不吃肉的意義後，開始了轉素的旅程。

成為無肉團隊裡的機動組

在這段期間，因為頻道需要採訪無肉市集 1.0，對當時的他們來說就是個要完成的任務，只是沒想到會在無肉市集感受到強大的同溫層存在！他們回想起第一次到無肉市集採訪時，事先並沒有注意到這是個希望大家自備餐具的市集，一到現場，看到幾乎所有人手上都拿著自己的環保餐具，讓總是自備餐盒出門的他們，非常感動。

那次雖然與芷睿碰到面，但並沒有深入的交流，直到之後在不少其他活動上與芷睿不斷碰面，一點一滴的交換想法，最後也成了無肉的一份子。但是，野菜鹿鹿在無肉市集裡的角色，很多變。有時候是攤商，有時候是工作人員，有時候還會參與會議討論，小野形容著：「我們就是機動組，哪裡需要幫忙，我們就會過去。」

鍵。因此「美味的食物」就成了野菜鹿鹿的切入點，示範好吃的料理、尋找好吃的餐廳等等。

當有了好吃的蔬食料理，吃得滿足的時候，又能守護動物，對環境友善，為什麼不呢？

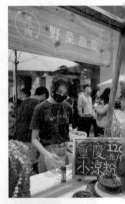

好吃，就是一切

野菜鹿鹿在經營自己的頻道時，也如同在無肉市集裡身分多元一般，有許多跨界的產出，從鏡頭前示範著美味的料理、蔬食餐廳裡採訪老闆到推出自己的商品……不同的規劃展現出的不只是他們對經營頻道的想法，還有對推廣素食的堅持。

在從葷食轉換到素食的過程中，他們發現有時候聲稱自己愛吃肉的人，可能只是喜歡那個料理手法或調味，有沒有肉並不是重點，好吃才是關

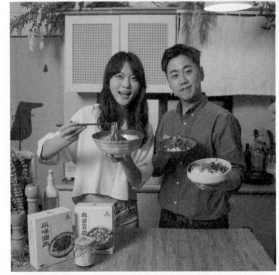

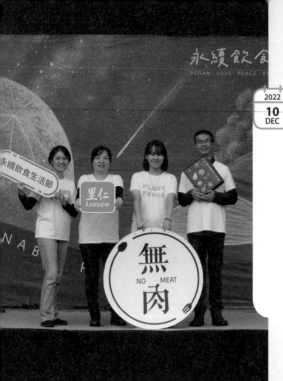

線上與線下同步的永續倡議

永續星球餐盤上桌！

與水花園、綠媒體的創辦人黃俊誠，結識並有機會合作，
真的是我數年前就暗自許下的願望，
很開心，因為無肉，我的願望成真了！

　　一直以來對里仁與水花園有機農夫市集都是很景仰的，無論在平台的行銷或是理念，都是很值得我們學習的，沒想到在一場里仁廠商聚會演講中，現場遇到了我的偶像，水花園、綠媒體的創辦人黃俊誠，心中是有些許激動的，因為在幾年前就許下希望有天可以合作的願望，沒想到真的成真了！願與力總是會因為我們的單純心而有所成就。

　　綠色消費運動是近幾年來被大眾所關注的，在台灣，水花園有機農夫市集結合餐飲與物流、從產地到餐桌，都市消費者透過與農友的交流，進而了解自己手上的這把蔬菜選擇，與我們踏著的這塊土地，究竟有什麼樣的關係。同時，

還能協助到農友的生計，支持有機與友善耕種，這些都是我內在一直很嚮往的，而這成功的典範就是因為這背後的重要推手，同時也跟我一樣擁有傻子特質的黃俊誠。

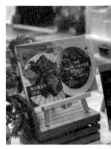

主動邀請合辦市集大成功

我靜靜凝聽著俊誠的分享，點頭如搗蒜的我，在演講結束之後，我就主動提出兩方共同來辦市集的邀請，沒想到大家一拍即合，短短幾句話開啟了這次的合作機會，有點意想不到，有點想後悔但又好期待。每年里仁提倡的永續飲食生活節，今年以「永續星球餐盤」為主題，告訴大家不只吃蔬食，從生活點滴就可以實踐永續，邀請大家一起來聊永續、吃蔬食，體驗無肉的美味！

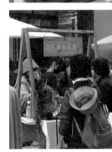

由里仁精心規劃一系列主題，從米其林主廚到永續餐盤 100 盤線上策展、企業響應的民眾七日蔬食體驗，到線下的無肉市集，三方共同攜手，精選近 160 家在地小農、職人、餐飲業者，以永續飲食、友善土地與動物、關懷生態為主題，傳遞並現場體驗無肉生活新態度！

客家的食材元素融入

這次因為客家文化基金會也是主辦單位之一，所以我們也邀請了很多廠商將客家元素融入食材，比如像生煎包的內餡會有梅乾菜，而入菜的料理也必須使用在地食材，拿掉料理中原本的一味，等於是需要重新設計料理，所以最後廠商都願意為了客家菜而設計新菜單，也是這次活動中的新突破與嘗試。

幸運的是，水花園有機農夫市集還提供了木頭展示架，我們請一整台貨車將六十座展示架載到現場，將多次使用過的木頭拿來做攤商的招牌，讓擺攤風格

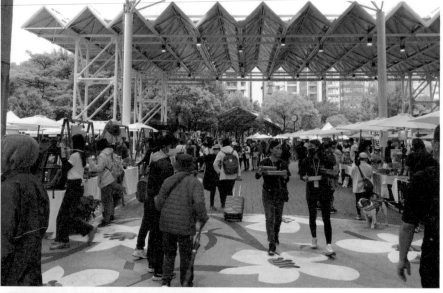

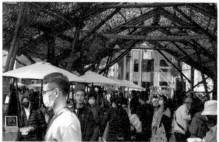

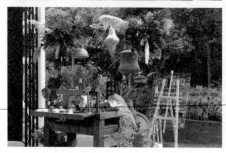

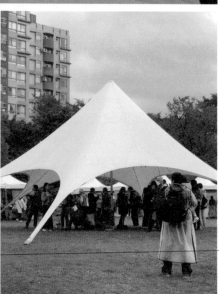

可以更加一致性，美感的呈現也能讓廠商們更好發揮。

我們還邀請原本在客家區的葷食廠商一起賣素食！基金會原本就有一些葷食攤位進駐，在許多的考量中，無法讓葷食廠商離開、也無法共同在一個場域裡，最後就邀請這些攤位一起加入賣素食，沒想到大家也很願意做一些調整，我們依舊需要審核每個商品的來源與食材使用，花了許多時間看他們提供的資料，一來一往的溝通，直到現場，我們仍需與他們簽訂合約，再次檢查現場的商品販售才能安心，過程挺有趣的，這少少的攤位成為當天的獨特風景。

畫場地圖很燒腦，雨天更煩惱

我到現在都還記得我穿著薄長袖跟 Vivi 坐在樓梯，來回走了無數趟、邊環繞著現場每個場域量寬度、IPAD 上的圖寫了又改、改了又改，邊吃午餐邊討論，前後花了兩小時的時間將品牌的位置安排好，還有將里仁與水花園的品牌位置也規劃好，讓設計夥伴可以開始進行電腦的排版並印製出來，讓前來的每一個人找到廠商位置都可以更方便。

當時，台北連續下了好幾天的雨，雖然人潮依舊，但我們原本安排的美麗草地音樂野餐因此泡了湯，草皮泡在水裡只看見水的高度，有些廠商幾乎要與水共存，客人踏上草皮後，都掙扎的再走回水泥地，我們用了無數個紙箱與布袋，都難以解決踩進去的泥濘感，每個人的鞋子都是灰溜溜的土色，看著辛苦的攤商們，真的是於心不忍，心中也因此留下了一些小小遺憾。

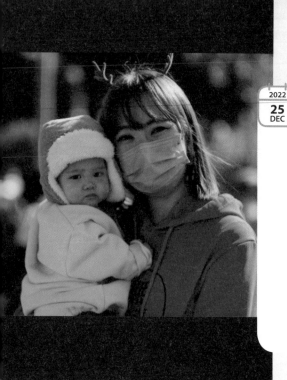

爸爸再見

送給爸爸的最後一份禮物

2022 年對於全人類來說，都有種風雨欲來山滿樓的感覺。
但就如大雨前的大風一樣，蘊蓄著聲勢驚人的無比威力。
願我們懷抱著和平的理想主義，
相信自己正沿著一條萬無一失的平坦大道，
明年，一起走向美好、無肉的世界

生命的永續，來自一粒米的降臨恩典；
生命的傳承，延續故鄉的味道與回憶。
霧峰農會，讓一份傳承走進下一個百年。

2022 年 8 月 11 日，在我私人的 facebook，我收到了農會黃總幹事的私訊，
原本是我想感謝他這二十幾年來對爸爸的照顧，但沒想到這封感謝信，最後成
為了一場令我難忘的邀請合作。這場活動，其實是排除萬難接下來的，原本談
好的活動，也因為心裡有所願而取消。我想，肯定是上天為了要完成我的心
願，讓我可以完成跟爸爸的最後一個承諾而生。

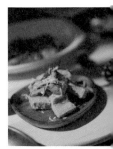

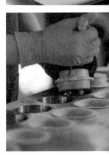

我在霧峰出生長大，爸爸還在世的時候也一直服務於霧峰農會，2019年父親離開時，我一直遺憾沒來得及見他最後一面，但他一直期盼的霧峰農會總幹事有來見見他，因為爸爸非常非常的感念珍惜這個朋友，所以他當時無法說話卻有著激動的情緒，我知道，他見完了最後一個在乎的人，沒有遺憾的放下離開。

你的女兒，帶著你的愛回到霧峰了！

也許是想要還一份好的緣份，更也許是我想傳承爸爸服務社會的意志，雖然爸爸已不在，但我仍希望他在天上可以看見，我答應他的事情，正一步一步在完成中。一行禪師說：「天上的雲朵消失，化為雨點落下，成為手中的茶，帶著正念喝茶，雲就在茶裡。」我相信，爸爸的愛，也化為愛的雲朵，為我祝福。

以永續農業，生態霧峰為主軸的百週年慶典，當天除了無肉市集的各種美食之外，還有草地音樂、Fun 遊體驗，原本擔憂這場在鄉下的活動應該不會有太多人前來，卻沒有想到人潮依舊，許多人從各地前來，短短的兩小時，現場的攤位都漸漸放上售完的牌子。

今年，也邀請大家準備了聖誕禮物，大家圍在一起，晒著太陽嬉鬧著，一直到太陽西下天氣漸漸冷了，大家彼此幫忙收拾，看著大家微笑中帶著疲憊的臉龐而所展現的強大生命力，讓我意識到，貫徹心中那份愛的流動，無論我們身在何處都能展現生命的豐饒。雖然這是個鄉下地方，但在這塊小地方認真生活的模樣，也讓心中回到簡單沒有煩惱的小小衝勁。

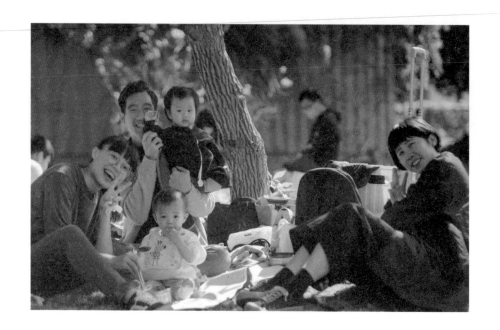

爸爸，這張獎狀是屬於你的，我先幫你領了

最後，我上台領了獎，其實我忘了這件事，當天才知道自己要去領獎，馬上在台下寫了感謝文，首先恭喜霧峰農會百年生日快樂，很榮幸以霧峰女兒身分受邀並見證這次的週年慶，讓長時間流浪在外的自己，能夠有機會為家鄉辦一場無肉市集，這是我從未想過卻很感動的決定。

農會以推廣農業聞名，照顧許多在地小農，照顧這塊土地，是我們所欽佩的，在推廣永續的這條路上，可以繼續一起努力，也邀請大家今天可以為這段百年歷史送上祝福，一起為自己、為環境無肉一天。

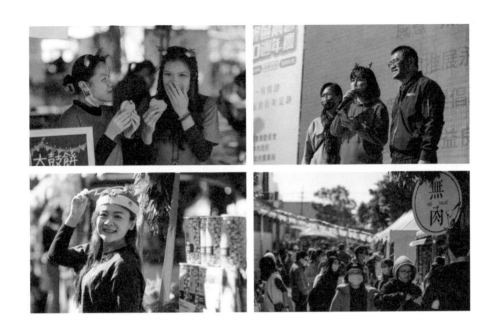

歲末的餘音，醞釀、蓄勢待發的氣氛。
米的含蘊深，來自對大地造物的臨摹。

　　歲末與兩個為在地小農努力的兩大平台合作，除了圓了自己的一些小願望之外，也想為自己的生長環境盡心力，希望被我們破壞殆盡的這塊土地能夠被大家正視，喚醒大家心中的善良，共同來改變與守護。我相信植物飲食的方式，得以讓世界的無傷料理充滿著愛，因為我們知道，這樣的飲食，正在成為更好的樣貌，時間無傷、毋需畏懼。在不同的生命領域中，每個生命都有活著的權利，身為人類的我們都應該喚醒自己內在那一份最初的善良。

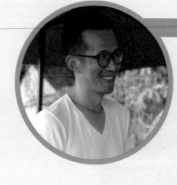

素食領域的研究者

從科技產業離開加入素食產業，
即使家中早已是素食產業的一分子，
對 Todd 仍是一個超大的跨界與轉彎，
但他抱持著好玩的心態，玩出不一樣的素食樣貌。

在科技產業累積多年擁有亮眼經歷的 Todd，是難得有工程師經歷又有業務經歷的人才，在太太的建議下，思考著要不要轉換跑道，回到家裡幫忙經營已久的素食品牌。面對家裡的一直無法改變的素料事業，想想雖然看起來亮眼，但總是有股不舒服感受的工作，四十歲的 Todd，決定轉個彎，一腳踏入素食產業。

以工程師思維審視素食產業

他拿出工程師研究與實事求是的精神，花了三個月了解整個素食產業。「素食的環境，蠻有趣的……明明素食的產品很厲害，但被看到的就只有素料加工品，其實是個很有潛能的事業，只是沒有被引導到正確的方向。」Todd 娓娓道來他的發現。

再拿出科技產業的思維，把整個素食產業的上中下游都熟悉一次，出國看展、上素食營養學的課、有關的書籍一本一本的讀，再運用到自家的公司裡，宛如學者般的鑽研，抓住了趨勢，以植物基（Plant Base）的概念，自己拉一條生產線開始研發，再將產品帶到各個市集，實際面對消費者，再將收到的回饋用來改良產品，不斷反覆修正到最滿意的程度，愛吃漢堡的 Todd 才放心開店。

這年輕人有點 Crazy

參加市集是 Todd 當時主要的策略之一，因此經過朋友介紹，認識了芷睿，他形容眼前這個女生，帶著小孩和一條黑狗，談起素食感覺有點 Crazy，但當每個領域需要推動些什麼的時候，還真的需要這樣的人。一開始提供商品當作活動贈品，無肉市集正式舉辦後，也加入擺攤的行列。

市集經驗豐富的 Todd 也讚嘆無肉市集的體驗，是有爆點的。每一次都有新的主題，不會膩不會無聊，讓你的眼睛看到的東西都是美的，讓你嘴裡吃的東西是美味的，讓你的耳朵沉浸在音樂裡，加上市集裡隨處宣揚的理念，還可以讓人開始思考，這是一個多重感官都能被滿足的地方。尤其是 20~30 世代的年輕人，他們在穩定的環境中成長，更容易去追求心靈上的滿足、理念的認同，無肉市集正好在環境意識抬頭浪潮下成長，也正好打中了這個世代的需求。

雖然身為攤商，但他還是對市集觀察入微，一場一場市集下來，廠商來來去去，核心團隊也慢慢成形了。Todd 說：「看著無肉市集成長，很 high ！」

最後，Todd 表示，說推廣素食，有點高調，就是不希望再有動物犧牲，要留下好的環境給孩子，相信這更能點燃每個人心中的小火花，一起為環境做點什麼。

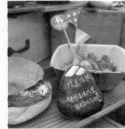

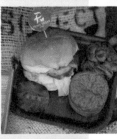

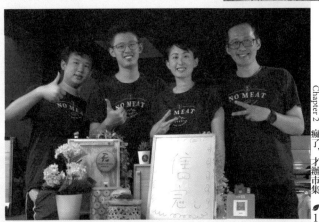

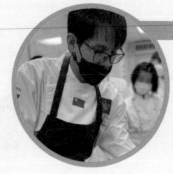

用葷食者的角度做素麵包

身邊朋友都是素食者的 Leo，
善用自己葷食者的味覺，打造出口感和風味都極好的素食麵包，
讓轉素的客人，吃到久違的可頌素麵包。
他要讓更多人發現，麵包也能是素的！

席捲全球的疫情，帶來的困擾和麻煩不少，卻替台中留下了一位麵包烘焙師。因為疫情延燒而返台的 Leo，原本預計疫情趨緩後就離開，沒想到讓他遇見了無肉這群朋友，遇見了現在的店面，他決定留在台灣，不希望日後因為錯過這些而後悔。

用葷食的角度來推素

功力深厚的烘焙師傅，在無肉市集 2.0 將軍村那一場，負責的任務是⋯⋯煎肉圓。他笑著說：「市集裡都是朋友、同學，來市集就像是參加同學會，讓人很想來啊！而且又是做有意義的事情。」原來半半食室

的 Jason 是他十五歲時就認識的好朋友，女友也是素食者，身邊幾乎都被素食者圍繞的他，儘管每次與芷睿碰面，都會被問什麼時候要吃素？目前也只為了調整過敏體質而戒奶製品而已。

在 Leo 看來，他吃不吃素不是重點，而是他深知葷食者對風味的偏好，對味道的記憶，這對於他著手研發素麵包有很大的幫助，因為他的標準就是，要把素麵包做的跟有使用奶蛋的麵包一樣好吃，因此，葷食者的味覺記憶，就是他的一把尺。

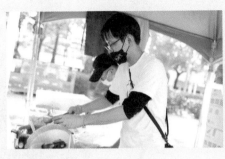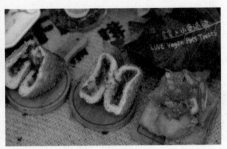

在他的客人中，葷食者驚訝於沒有使用奶油、雞蛋，竟然可以做出口感和味道也這麼好的麵包！那麼，既然有這麼好的選擇，那以後就吃這個吧！既健康又對環境友善呢！而素食者客人，尤其是從葷轉素多年的人，吃到他做的可頌麵包，簡直可以用感動來形容，因為和記憶中的可頌滋味相去不遠，甚至更好吃。客人滿足的表情，就是對他最大的鼓舞。

善良又可愛的市集民眾

在市集裡讓他印象深刻的是，來參與的民眾對於零廢棄的認同程度。當有人沒自備餐具的時候，馬上會有其他民眾分享租借餐具的攤位，那個氣氛真的很棒。Leo 在市集裡多半與 Jason 共享攤位，有時兩人甚至會聯手推出結合對方商品的餐點，讓參與市集的民眾也能眼睛為之一亮。不過最讓 Leo 驚喜的，就是當看到葷食民眾，吃到善良肉圓時的驚訝和滿足的表情！他直言：「爽感很高。」

目前因為開店，而無暇到市集擺攤的他，最感念的是在研發素麵包的過程中，無肉的家人們不藏私地給予許多協助，希望店面能盡快穩定，能帶著麵包回到無肉市集，和老朋友們再聚聚。

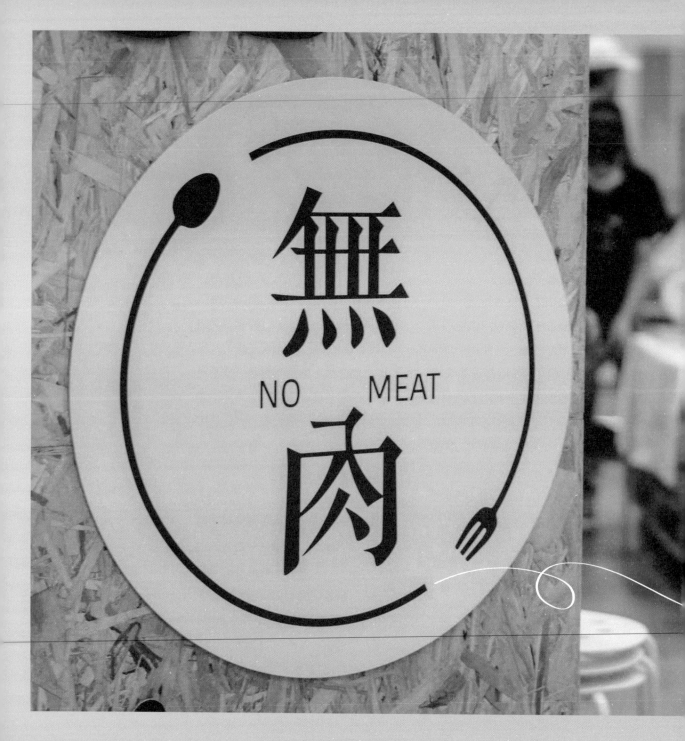

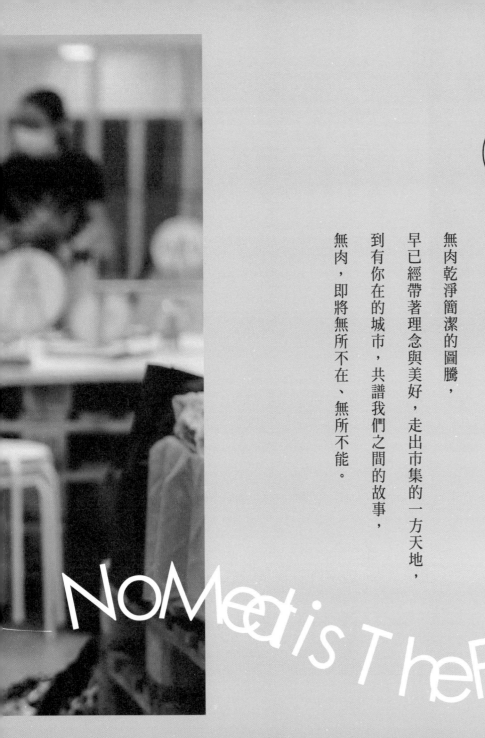

無，無所不能

無肉乾淨簡潔的圖騰，

早已經帶著理念與美好，走出市集的一方天地，

到有你在的城市，共譜我們之間的故事，

無肉，即將無所不在、無所不能。

NoMeat is The Future

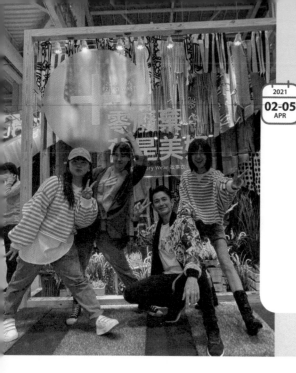

無肉市集 4.3 ╳ 宜家家居新店店 ╳ Story Wear

零廢棄，舊是美好！
共同打造永續概念新市集

走出框架，才能看見更多可能。
這次跨領域的理念結合，用一拍即合也不足以形容！
攜手回應我們與環境的對應關係，
原來，零廢棄不只能實現在飲食面向！

IKEA 的廢棄瑕疵物品其實不只有木製商品，瑕疵床單、被套、零碼窗簾布、員工制服等，都是需要處理的紡織品，而眾所皆知，致力於落實零廢棄的時尚品牌 Story Wear 創辦人冠百的理念正可以與廢棄織品一起共同創好永續的共好生活，這次的合作首先在新店店設立「零廢棄建構展區」、「升級設計丟棄 IKEA 制服」、「零距離體驗零廢手作課」，邀請參觀者一起體驗「零廢棄‧舊是美好」的永續生活，而無肉市集則是在飲食上面有了新的面貌。

「零廢棄‧舊是美好」快閃店每個環節皆能感受到「永續」和「零廢棄」的存在，策展核心完全以「零廢棄」去建構每個細節，櫥窗玻璃中豐富的顏色裡，是用淘汰員工制服與廢棄窗簾布回收再利用，搭建出幾個有層次又美麗的裝置

藝術；Story Wear 則將品牌經典元素「丹寧布」融入展覽，將原有的褲耳、鈕扣、口袋、腰頭以及布料拼貼於牆上，這樣的表現手法更能讓民眾直覺瞭解到一件丹寧褲的結構，另一面則是將布料與胚衣貼於牛皮打版紙上，詮釋一件衣服是如何誕生，一步步帶領民眾了解「零廢棄‧舊是美好」的深層意義。

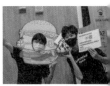

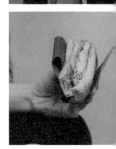

零廢再生展覽以繽紛的裝置藝術牆交錯排列，IKEA 以黃藍條紋員工制服和展示間窗簾花布裝飾；無肉市集則以經濟循環和友善環境的概念打造新型態市集，4 天的展出期間，也邀請到了 Youtuber 野菜鹿鹿，現場料理教學，現場還能享受輪番上陣的零廢音樂演出。

與綠色和平共同打造「永續和平飲食的餐桌」

臺灣有山有水，我們卻對孕育我們的環境有些陌生，從土地養成開始串起的每一個幼苗，到食材保存、調理方法，我們期待大家能認識的，不僅僅是飲食的文化，而是透過食物，能更貼近環境與土地文化，生活的態度形成一種文化，而我們正用文化寫下自己的故事。

因為與綠色和平夥伴克萊兒有著共同的推素想法，在一拍即合的決定中，一起共同為這場活動打造一個關於食物與愛的餐桌，活動期間，只要來拍照打卡並參與活動就免費獲得痞食維根客製的環保綠色漢堡 1 顆。

品牌在研發飲食的部分也選擇了全植物飲食，還有醜蔬果的料理，將可能被淘汰的水果與蔬菜拿來做成無麩質的甜點，各種蔬菜醃製的鹹水 G，義大利人製作的戒指餅乾等等都得到大家的喜愛。

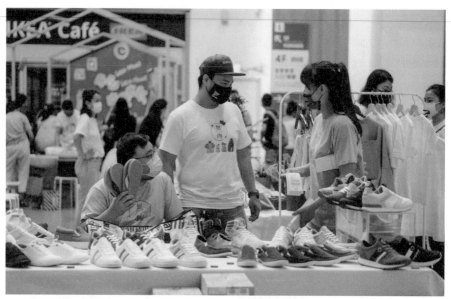

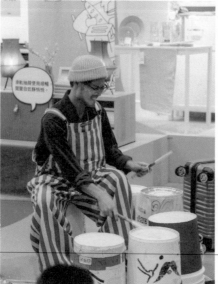

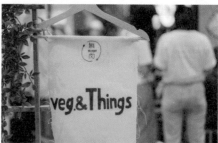

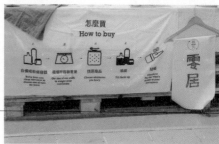

打破以食物為主的框架，連音樂也能零廢

很開心這次突破以食物為主軸的市集，找到很多不同元素的零廢品牌，除了二手衣物，還有環保休閒鞋，透過再生鞋底、寶特瓶布料、可回收設計，為了地球有效的控制商業行為中的生態足跡，採用有機棉做內裡、取代會分解材質，充分展現回收再利用的概念精神。以及一間以無包裝、結合全植物飲食的商店，為大家提供生活所需的環保選擇，從生活中開始學習，走向減塑減碳的零廢商店，台灣有機棉製成的 Vegan 衣服、無動物測試的口紅、知名藝人大需以裸賣為主軸的手工肥皂，都是環繞在傳遞真正永續觀念的主軸裡。

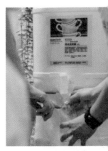

巴奇先生，全職街頭表演藝術工作者。「巴奇」代表桶子（Bucket），是巴奇演出時主要用到的器材設備，他身上都帶著一些鍋碗瓢盆等等日常生活用品，敲擊組合成動感的節奏，他的個人魅力加上演出的器材很可愛，一瞬間馬上吸引了很多親子共同參與之外，也讓更多人了解生活中時常可以看見的器具都能夠合作出不同的音樂，是迷人的，更是獨特的。

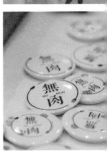

火車事故匯聚台灣人的大愛

堅持不製造垃圾的服裝設計師品牌 Story Wear 攜手 IKEA 新店店和無肉市集三方合作再創零廢棄的新可能，讓時尚、環保、社企擁有著美麗的火花，這是我們第一次連續四天的微型市集，讓我們學習甚多。剛好在市集第三天，傳來花蓮北迴線太魯閣號列車出軌的悲傷事件，因此大家在四天中也撥出了10% 的盈餘，以示團隊與廠商的一份祝福，每個人在當下二話不說就答應的一份心，著實讓人特別感動，也將大家的心凝聚在一起。

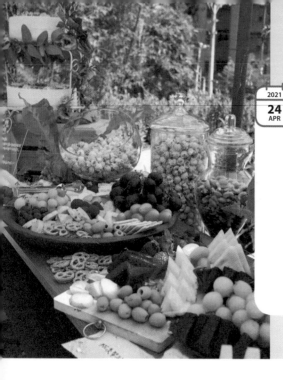

無肉也可以辦婚禮

讓幸福之約對地球更友善

原本只是無肉家人間的閒聊，
沒想到無肉婚禮真的誕生在地球上了！
雖然婚禮結束之後，我們就與新郎再見了，
但是，這段插曲不是 The End。

認識新郎曾子益是 Cooper 在餐桌上介紹的，後來因為協助他們做素食泡菜，以及在心靈成長的調和課程開始有了連結，我們一起跑攤、一起推素，在大大小小的市集場，他都沒有缺席過，總是默默的支持與陪伴著。之後他也因為這些過程，看了《茹素的力量》這部電影之後，開始思考植物飲食這件事，有邏輯的吃素意識打開之後，他便開始選擇吃素了，而當時遠在香港的未婚妻也不排斥，兩人就一起進入無肉的生活。

聊天聊出來的無肉婚禮

某一次的聚餐裡，邊聊天邊開著玩笑，子益提到他即將要辦婚禮，我們便也一直鬧著要幫他們辦無肉婚禮，但在決定這件事之前，其實我們並沒有經驗，

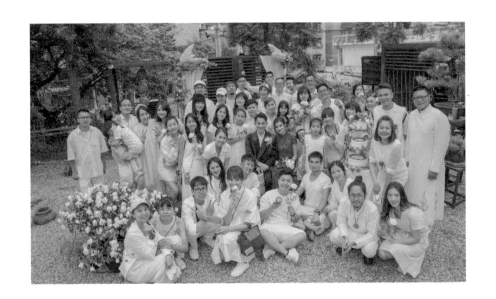

但子益卻很支持與相信我們，因此在玩笑中，這件事也默默成真了。當時，子益說：「我想讓這個婚禮以無肉的形式，用零傷害的方式，為這疫情的世界獻上祝福，也將這份祝福回送給每一個人，希望疫情早日結束，家庭都可以團圓。」當時聽到這個簡單的願，內心覺得很美麗，所以一口答應下來，在零經驗值中，花費許多心思去幫他籌備無肉、零廢又別具意義的婚禮。

因為疫情的關係，曾子益的父親、Jackie 的家人都在海外無法團聚，子益仍希望可以舉辦這場別具意義的婚禮，透過婚禮將祝福迴向給在海外的家人希望他們平安健康，也願全球疫情可以得到平靜。

不造成地球壓力的大小物件與伴手禮

　　一場婚禮，實際產生一次性的垃圾有很多，從桌上的衛生紙、新人與家人身上的胸花、胸花製成的週邊耗材、餐桌上的介紹與餐點紙卡、花藝的各種包材、送禮的禮盒等等，每個環節都是需要重新製造並加工完成，那樣的垃圾量其實也是很驚人的，因此，將這些一次性都改成永續再生，其實只要回歸到什麼都沒有，就很好辦了。

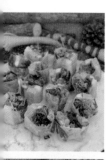

　　新人的西裝，是由知名服裝品牌 Story Wear 主理人冠百提供的建議，由新郎子益回家收集父母親曾經穿過的西裝、衣服舊布料，由身兼設計師的冠百來完成後續結合舊牛仔布料的設計，西裝外套上鈕扣也有著父母舊衣身上的元素，剩餘的一些牛仔布料做成了玫瑰形狀的手環與胸花，提供給當天無肉團隊來配戴。

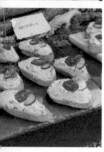

　　一般喜宴提供的桌菜餐點，無論是室內或是戶外的婚宴，都會有固定配合的主廚與外燴，但我們的形式卻是將市集每個大排長龍的品牌，融入到婚宴裡，讓大家不用排隊也可以嚐到美食。一方面，餐車的形式可以減少食材耗損，有效的掌控份量，還可以在戶外自行料理、無需擔憂設備，更可以隨時變化菜單的選項。

　　至於伴手禮，新郎子益希望除了是給賓客的禮物之外，能建立在友善環境並照顧到好品牌。這心意背後有著他的貼心，而我們也覺得禮物除了需要選擇高質感，還要能夠被分解、再次利用並有最好的收藏價值，才能有永續被使用下去的機會，但通常禮盒大多數都是紙盒、精心塑膠袋裝著甜點，所以我們思考的方向改成鐵盒裝餅乾或是裸裝肥皂、多肉植栽、玻璃瓶裝泡菜。

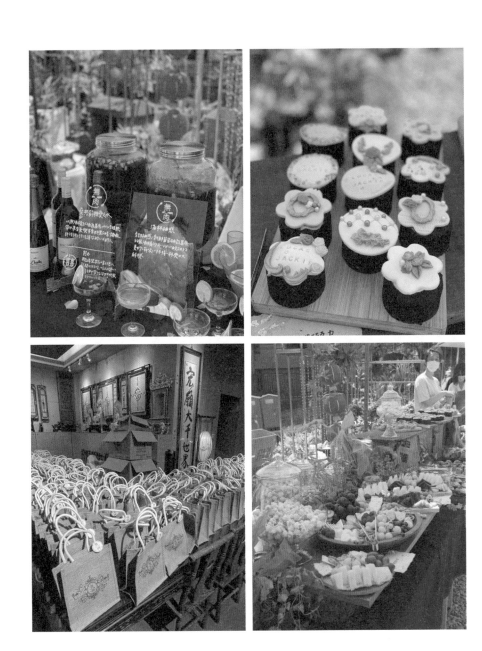

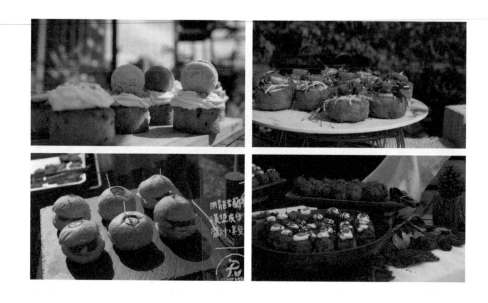

結束婚禮後，我們就說再見了

辦一場婚禮需要磨合很多彼此的價值觀、期待，但雙方的背後，要考量的還有長輩、賓客的需要，一來一往的期待沒有被滿足的時候，就會開始有了誤解，但因為我們是第一次辦婚禮，而子益是第一次結婚，所以我們都沒有經驗。過程中從磨合到最後崩潰，失衡之後，我們都各自回到自己的原點，不再聯絡了。

當然，一開始我們有很多的期待，總是會因為一些現實中的考量而有所改變、必須從理解到協調、各退一步的學習中，找到一些我們在無肉、在零廢夢想中的平衡，但這確實需要很多的經驗告訴我們是對的，同時也需要靠內在的力量去平衡這股失衡的我執。經過一段時間後，我們調整了自己的狀態，了解

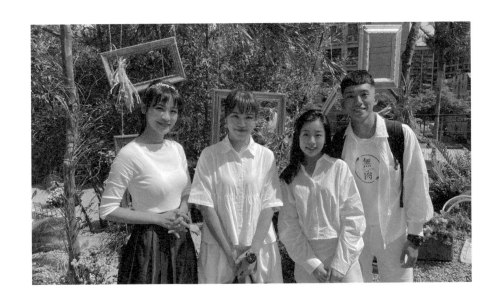

了彼此在這個過程中的一些堅持與為難，都源自於原生家庭帶來的習慣與應對模式，從中理解後便多了包容，也釋放掉了在意的事情。

從來沒有一種堅持會被辜負

　　每一個決定還沒看見成果前是會有壓力的，畢竟這輩子只結一次婚，這樣的堅持與決定有可能因為一點聲音就被瓦解，選擇一份環保、永續的伴手禮不僅可以照顧到環境，也可以傳遞對於永續發展和社會責任的關注。而這些友善選擇不但可以讓賓客感受到新人的用心和獨特，也可以讓大家收到禮物後有更長久的使用價值和回憶。每個小小的決定都有可能改變未來，而在這特別的日子裡，大家都能為地球盡一份心力。

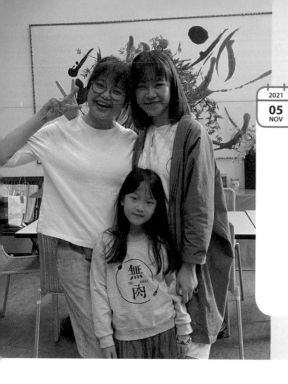

無肉市集拍戲了！
成為嘉俐姐戲劇人生的一個篇章

帶著流浪、飄泊特性的演員職業，
與期待著的大家相聚的市集，
沒想過有一天會有交集。

古早外台戲，總是從一個村落到另一個村莊，

停停走走，走走停停，再回到原點通常已相隔多年。

人們說的，戲子無情，或許是憂怕分離，多過情感交集。

戲子，不得不流浪。

市集，註定得聚合。

飄泊的不安，前行的未知，

總在夜深人靜處，無明叢生。

我們上天下地探索，只為尋獲那一點點的愛，

將此愛分享，無論在世上哪個角落。

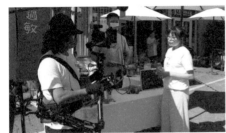

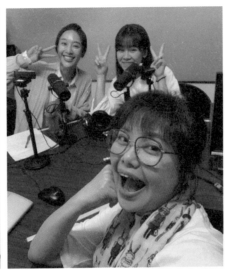

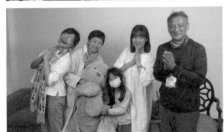

　　這次，無肉市集將化身為戲劇場景，出現在我們期待的戲劇《早點回家》裡頭。這部戲，敘述的是演員林嘉俐，從流浪飄泊、菸酒相伴的生活中找到自我的人生。心不安，到哪裡都像在流浪。直到接觸了佛法，選擇了植物性飲食，終於回到心靈的家。心，終於不再飄蕩。

《早點回家》拍攝中

　　這是一部拍攝林嘉俐二十年的人生故事，戲裡飾演她本尊的演員，是曾 3 次入圍金鐘獎的方宥心，她們其實沒合作過，且這是方宥心首次挑戰演出演員角色。嘉俐姐是位頑強而自信的女演員，從未停止追求自己的夢想。然而，在她成功的背後，也有很多不為人知的辛酸，她從很瘋狂的拍戲人生進入慈濟後

的翻轉生活，再撥出自己的時間進入無肉的推廣，每一個階段的她，都是如此的戲劇。

　　嘉俐姐的父母都是聽障人士，從小就在父母家及阿公阿嬤家中流浪，有極大的不安全感。長大後，她拍戲，劇組也是不斷的流離顛沛，讓她一直活在沒有安全感的環境下，直到遇見佛法，心找到歸屬感，嘉俐姐的世界才變了。而姐希望這齣戲能讓很茫然、沒有安全感、不知下一個工作在哪裡、心正在流浪的人，可以找到心的歸依，不論是何種信仰期盼，每個人都能讓自己的心，早點回家。

我跟天使嘉俐姐的相遇

　　無肉能有緣參與拍攝，緣起於我與嘉俐姐的相遇。

　　因為受邀大愛《用心深呼吸》的電台邀請，不曾接受過訪問的我，得知主持人是我一直很喜歡的演員林嘉俐，帶著想見偶像的心情立即答應下來，也是因為這一次，與嘉俐姐成了忘年之交，在每一次的活動、市集，我們總能遇上，而嘉俐姐總是支持我們，再遠的地方，她都會用行動支持我們，最後她也默默的變成了我們無肉的大家長。

　　我們每次都會在一起討論可以用什樣的方式，將無肉飲食分享出去，常常天馬行空講出我們想做的，還曾經瘋狂的說要做無肉行腳節目，有願就有力，沒想到有天真的完成我們的願。有天下午，姐打電話來跟我說，我們有機會將無肉市集放到戲劇裡了，我們興奮的約了編劇與導演，開始討論如何進行這樣的合作，過程中也分享了好多關於我們的理念與模式。

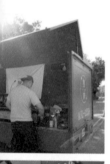

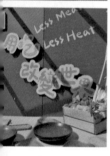

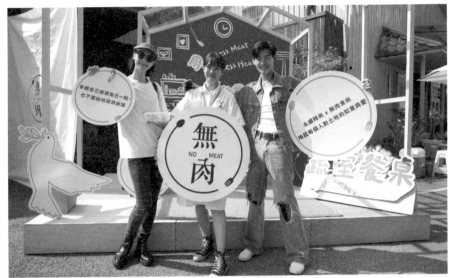

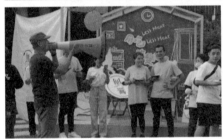

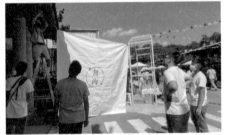

拍戲現場的全新體驗

　　編劇怡然姐與克義導演在開拍前，還特別到市集來觀摩，與我討論了一些環節之後，便開始籌備拍攝的內容，包含我跟嘉俐姐初認識的過程，還有姐進入市集後會做的事情。

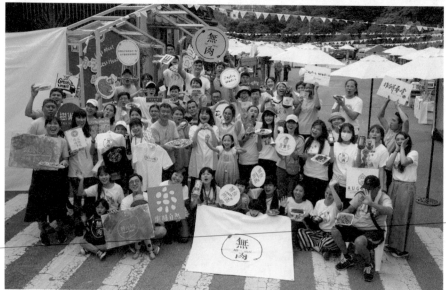

劇中的女主角是由方宥心演出，所以我再次進入了大愛電視台，重新回到我跟嘉俐姐相識的場景裡，重溫了當時訪談的內容。第二階段就是拍攝無肉市集的場景，我們一樣籌劃了一場市集，地點選在內湖的慈濟，從白天到日落，期間不開放一般民眾進場，所以我們找了數十個臨演當客人，真的可以免費吃料理的客人。

我們前一天場布的同時，也在現場模擬拍攝的流程，從一大早設定場景，準備食物，幫品牌安排位置，溝通拍攝流程，對於辦市集的我們來說，將市集與拍戲結合在一起，是個全新的體驗。因為所有的模式都完全不同，包含角色走位、與每個廠商互動，集合大家合體的精神喊話，大陣仗的移動都是很特別的挑戰。

全心為戲劇背歌詞

開拍的前 1 個月，製作人吳姐給了我們主題曲的歌詞，希望團隊的每個人都要背起來，於是大家每天工作、洗澡、吃飯的時候都不斷播放這個旋律，熟悉到我們進入夢鄉，夢中都會哼著這首歌。

拍攝進入尾聲，我們一起唱了主題曲，跟著女主角哼著歌，心裡是有很多情緒的，似乎所有相識的過程，都像跑馬燈不斷湧現出來，大家一起站在主視覺前拍照的時候，我們一如往常的喊著無肉的精神口號，無肉市集大成功這一類的，怎麼這一次喊起來特別動人，也許是音樂的催化效果，也許是大家集體的聲音力量，最後我帶著感動跟嘉俐姐擁抱在一起，大家呼喊著口號：「無肉市集，回家吧！」

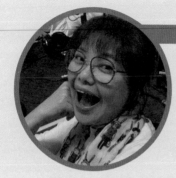

無肉的大明星小粉絲

報導中寫著林嘉俐是無肉市集的大使，
但她自己以粉絲自居，跟著無肉市集跑。
還說，這樣就像抓住青春的尾巴呢！

那是一次訪談，無肉創辦人張芷睿要接受訪問，要訪問她的人正是她的偶像——林嘉俐。小粉絲要接受偶像的訪問，是多難得的機緣，然而數年後的今天，林嘉俐笑著說：「我才是無肉的小粉絲！」

直到無肉市集在草屯督賀蔬苑舉辦時，林嘉俐才有時間到市集看看，看到長長的排隊人龍，驚為天人，跟著排隊的她，突然覺得需要去幫忙，於是便走進攤位，很自然的負責澆淋肉圓的醬汁，沒有任何隔閡，沒有任何人覺得奇怪，一切就是這麼自然的發生了。

市集進行到夜晚，秋夜涼爽，攤位上一盞一盞的燈光，有人一旁席地而坐，有人在彈吉他唱歌，還有風的吹拂與溫柔的月光，那個畫面對林嘉俐來說就像是《阿彌陀經》裡形容的天堂！原來，天堂就在眼前，這裡沒有任何一隻動物受到傷害，沒有任何一個廢棄物會傷害地球，真的好棒好棒！原來，天堂不必奢求，只要開始行動，就可以了。

跟著無肉市集跑的小粉絲

之後，只要拍戲有空檔，林嘉俐就會出現在市集裡，有時甚至當起攤主，將工作上穿過的二手衣拿到現場

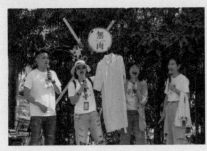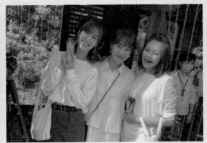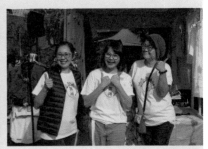

販售，所得金額則回捐給無肉市集。對林嘉俐來說，二手衣本來就是惜福的展現，而因為惜福所獲得的金錢，就應該回饋到社會，因此捐給無肉市集，更是美事。記得有一次，林嘉俐選擇在市集裡賣豆皮，為此還到處跟廠商或餐廳請益，努力研究。當天，攤位前大排長龍，排隊的餐盒一個接一個，大家還是都願意等上 20~30 分鐘，她自己都直呼不可思議。

對林嘉俐來說，無肉市集的每一位夥伴，都是年輕又有想法，又願意付出的人，曾經參與過一次會議的她，對於無肉夥伴們推廣的方式與理念超級認同，取代過去戒律式的話語，用分享的心態，開放的態度，把最好的料理端到你面前，輕輕的告訴你，既然有最好的，為什麼還要去選擇其他的呢？而且無肉市集很舒服自在，也很歡樂，任何人一進到這裡，都會很自然的被感染，跟著放鬆愉快起來。

無肉市集也打動了鐵齒的她，把奶和蛋戒掉了，因此當電視台要拍攝她的人生故事時，她強烈建議要把無肉市集寫進去，因為她希望，讓更多人明白，人類對環境和動物的傷害是需要立刻停止的事情，吃素是唯一也是最快的方式。

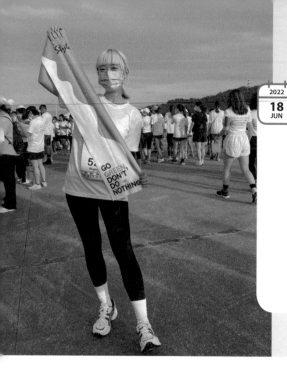

攜手時尚雜誌為環境而跑

無肉大家庭動起來

感謝 ELLE Taiwan 首度帶領大家響應環保與無肉！
收到邀約訊息的當下，
覺得這件事太酷、也是好了不起的地球守護企劃，
火速參與開會後，開始尋找這次願意加入餐盒計劃的廠商們。

　　一開始收到這個邀請，充滿了興奮與期待，更沒有想到，得到夥伴一路上的信任與歡樂的開會討論，讓這次的活動順利與圓滿，就連太陽也給予高度支持。除了無肉負責的餐盒部分，ELLE 設計給給跑者的衣服也是選擇以回收原料製作的紗線來製作賽衣，也以簡約的設計適合日常穿搭，紗線內含保特瓶紗，以回收寶特瓶為原料，經過粉碎、清洗、分解、聚合、造粒、加熱融熔、抽絲及假撚加工製成的纖維。

　　這場活動的合作充滿無限的想像與興奮，因為能與具備影響力的平台推廣無肉與環保永續理念，真的是我們一直以來的願力與目標，更何況是與時尚風格平台共同推動，絕對是我們的榮幸與驕傲。

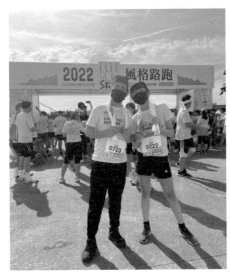
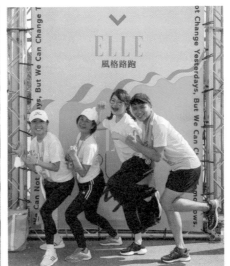

傻人傻福威力再現

聽到企劃說是要提供 1,120 個餐盒時，團隊單純的認為，不過就是把食物放到餐盒那樣簡單，而共同合作的全部品牌在接到任務時，也都不假思索的全力配合與支持，殊不知當天必須要在 3 個小時內完成，這實在太挑戰！好在獲得超多天使志工來幫忙，在這過程，我們想為無肉粉絲謀福利，因此 ELLE 替我們成立了無肉戰隊，短短幾天，就有 120 多位的無肉粉絲加入，除了有指定帳棚可以休息之外，也會享有早安餐盒。1,120 個無肉餐盒由滿滿的愛所組成，最感人、最需要感謝無肉這群合作品牌。

樹巢 # 囍丸 #chachaveganicecream # 半半食室 # 小麥過敏 # 痞食維根 #3V 惟根小鎮 # 一禾堂 # 青鳥 # 樂膳超市 # 饅饅手作 # 善良肉圓 # 綠霖

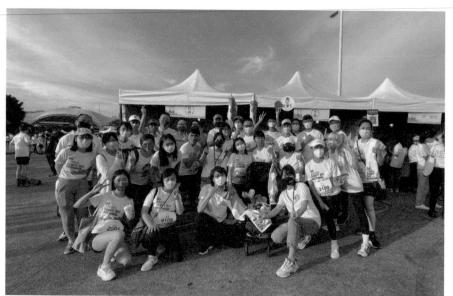

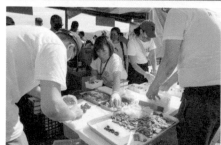

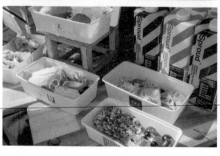

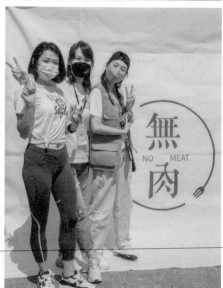

真的是宇宙最美麗的風景，沒有之一

　　前一天的備料，從白天到半夜 12:00，互相在群組裡彼此鼓勵，說聲出發，路上平安，就在凌晨 4:30，共同集合在依舊天黑的場外，精神依然沸騰並摸黑開始場布與準備器具、料理。出發前，大家說要幫著彼此準備早餐飲品，然後各自從高雄、台中、苗栗、新竹啟程。

　　一直到陽光不斷灑進來，包覆著每一個人，汗流浹背與擁擠有限的空間，邊擔憂餐點是否可以做，後面美食產線卻漸漸龐大起來，意想不到的志工一個一個加入，笑聲與加油聲也不斷不斷的冒出來。

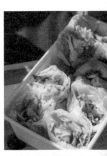

　　我們只有二個帳棚卻要裝一千多個餐盒，光品牌工作人員就沒有可站的位置了，乾貨、盒子與食材飲品到處都是，小小的場地裝滿各式各樣的食材，動線的規劃完全沒辦法照著我們的心意走，而在時間不斷逼近的情況下，我們一直到處在找東西、找食材，每個人都在混亂中找到一點秩序。最後大家都黏在一起，彼此跟彼此的距離只有五公分，在不同的位置各司其職的做著自己的事情，笑聲不但沒有停止，加油聲也一起跟隨著起跑聲愈來愈響亮。

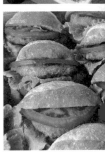

雖然它不是個可以賺錢的合作

　　我們有家庭有小孩，我們賣的不只是食物，賺的不只是養活自己的費用，推動的不只是無肉飲食生活，凝聚的不只是愛的能量，是大家相聚在一起，用我們微薄的付出，守護這個世界的和平，讓我們下一代可以平安生活在這個星球。

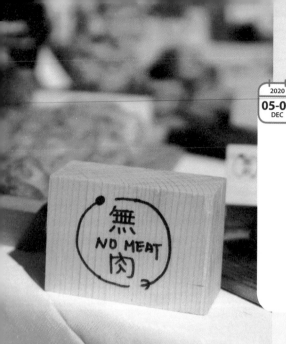

埔里的百年建醮

全鎮吃素一週的盛典

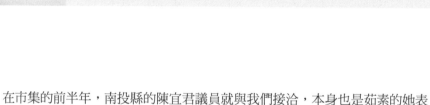

辦市集需要的就是換位思考，
不過要整個城鎮都吃素一週？怎麼辦到的！
雖然已經決定不再舉辦兩天以上的市集，
但最後，我還是答應了下來，因為這是一定要完成的事！

在市集的前半年，南投縣的陳宜君議員就與我們接洽，本身也是茹素的她表示十二年一次的建醮活動因緣殊勝，希望我們共同來策劃，讓埔里鎮的居民可以對素食產生好的印象，原本我已經跟夥伴們決定，不再辦兩天以上的市集，因為兩天的市集，需要考量的事情不僅繁瑣，更需要操心是我們要替許多外地來的廠商，尋找住宿、食材要冰的地方、隔天要備料的廚房等等的安排。

在談合作的過程，我一直捏住自己的大腿，不允許自己不假思索的答應，夥伴們都很害怕我去接活動，因為我經常莫名奇妙的因為感動就亂答應，苦的就是後續要傷腦筋的他們。當初答應的時候，並沒有想到後面可能把自己累死的畫面，但當下卻非常清楚的知道，我們一定要去完成這件事。

為了 120 年來的約定，全鎮封山封刀

當時，聽到鎮上都吃素覺得很特別，再聽到除了吃素之外，封山禁水，所有的葷食餐廳，有些選擇暫停營業、有些轉賣素食，就連搬到外地的埔里人，也都需守著這樣的文化，如此的震撼、如此的振奮人心，如此的讓人期待，是吧？

建醮第一天，我就忍不住的跑到埔里鎮上瞧瞧這樣的景像。老實說，這樣的畫面，通常只有在夢境中才會實現，真的沒有想到現實生活中，可以如實的實踐出來，我們延著街道看著每一個環節的變化，心裡很緊張很忐忑。

我走進了一家知名的麵食館，桌上有張粉紅色菜單，是為了這七天所設計的素食，我真的不敢相信的一直問，全部都是素的嗎？我不管好不好吃，都興奮的把菜單上有的名字全都點了一輪，平常對餐點的挑剔與成見都放下，只是知足的享受著這一切的發生。

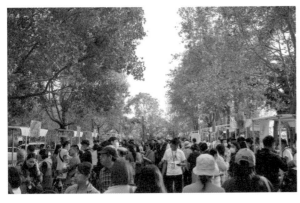
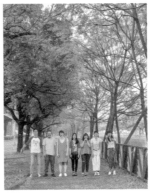

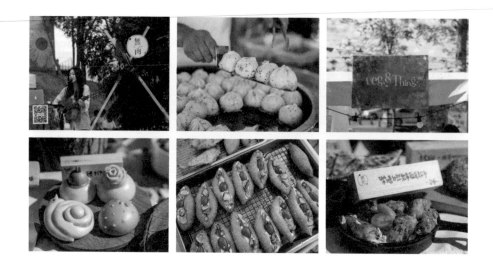

借冰箱找民宿，安置所有廠商夥伴

　　當時有六十四家品牌參與，大部分都來自外地，食材準備確實不容易，因此我們需先克服大家要冰食材的問題，宜君議員協助我們詢問好多的地方，畢竟光是冷藏就已經需要借到凍庫與大型冷藏櫃，當時就是埔里的大成國中與陳綢兒少家園二話不說的借給我們使用，為了感謝當時他們的義不容辭，陳綢兒少家園就成為我們日後定期捐款與公益回饋的地方了。

　　解決了食材，還有住宿的問題。我們將整個埔里鎮找了一輪又一輪，總算找到可以包下來的民宿，我們統整了住宿的人數，幫大家談到最便宜的價錢，安排大家住宿的房間，其實這些事情都不是在我們的工作範圍內，但我們很願意幫大家解決，讓大家無後顧之憂。

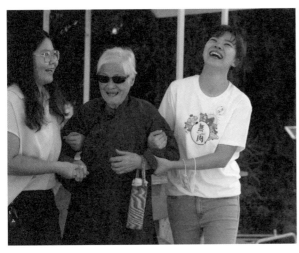
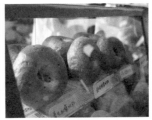
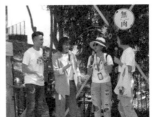

超零廢招牌當然不能缺席

　　我們曾經參加過台中一場超大型市集的文創擺攤，活動結束後，發現現場將近一百多個珍珠板招牌會被丟棄，當下覺得實在太浪費了，因此我們一家一家去詢問，是否可以送給我們，在大家熱情的贈予這些可能變成垃圾的珍珠板後，無意間也塞滿了車子的後車箱，回家後，將每一塊板子裁成一半，上色之後開始畫上每個品牌的 Logo，成為每個攤位上獨一無二的形象招牌。

有影響力的大人物們紛紛到場

　　在市集開始前，對於社會有影響力的陳綢阿嬤竟然來到現場，很感謝大愛電視台的景卉將阿嬤帶到市集，很榮幸的接受阿嬤滿滿的祝福，阿嬤第一句話說：「歡喜做，甘願受。」第二句說：「我要把推素的任務傳給你。」第三句

話，帶著我向上天祈福許願，並祝福我，之後我就哭了，淚流滿面的哭泣，裡面帶著一些酸、委屈、一些感動、一些不知為何的情緒，像個孩子跟阿嬤撒嬌那樣的將眼淚灑脫的流著。「現在，你的生活，甚至是你的人生，多半為自己？還是多半為了別人？」這是我在阿嬤身上看見的故事痕跡，阿嬤一輩子似乎都奉獻給這些孩子與眾生。那麼，阿嬤為什麼要這麼做呢？而我自己為何也這樣義無反顧的做著推素的事情呢？其實，那都只有我們自己的靈魂才能知道了。

每個人其實都有很多想做、想嘗試的事，但因為現實一些考量我們小心翼翼、裹足不前。但事實上，我們一定要放下那些無足輕重的枷鎖，趕快去做，做了即便不成功，心理上都會得到一種自由。你想想，如果因為得失心太重而躊躇不前，其實就是心理上的一道枷鎖，不是嗎？

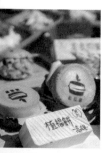

埔里這個地方，並不是一個好到達的地方，但從國道六號準備進入埔里的這條路，美到一度懷疑自己是不是出國了，但這條路確實是需要舟車勞頓的，而我們沒想到的是，有好多大人物紛紛從台北來到這裡，電視製作人慧玲姐、台灣國寶唐美雲歌仔戲團的唐老師，他們花了五個多小時的車程來到這裡，只為了給予我們一個溫暖又強大的力量。

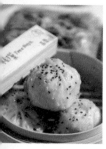

與大愛電視台聯名的短片

人一出生就開始練習，

我們不是從一出生就什麼都會，必須一步一步來，

練習爬到走路、練習愛人、練習吵架到練習擁抱與和好。

很多課題都需要重新學習，進入植物性飲食也是如此。

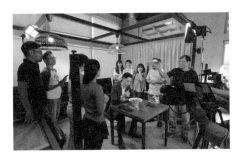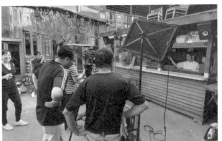

　　這是企劃景卉的發想，導演志銘花了兩天的時間拍攝完畢，我們去借了新生寶寶剛出生的影片、剛在學走路的素食寶寶、好友兼演員曾子益與安潔相挺演出，無肉夥伴言菱與安東尼無數拍桌吵架的過程，到最後一位不吃素的馬來西亞朋友，在餐廳熱浪島吃著餐點的那一刻，從天而降的聲音，是無肉團隊成員的集體聲音，我們想告訴大家，吃素並沒有你想像的那麼難，一切只要從練習開始，如果你願意，歡迎加入我們。

　　推廣這場活動，從企劃到進行拍攝，花了很長的時間，參與的人物也非常多，因為埔里的活動對我們而言意義是非凡的，我們也想透過這樣強而有力的機會，將更多的元素加在一起，讓力量加乘。

　　我們發起了一個活動「# 我最菜的樣子 challenge」，邀請大家提供給我們一張自己最菜的照片，再幫大家做了特製框之後，搭配我們的一些推素文案與 slogan，發到自己的貼文，也讓民眾加入這樣的串連，只要提供給我們照片，我們都協助大家製作，讓素食的力量慢慢的發酵。

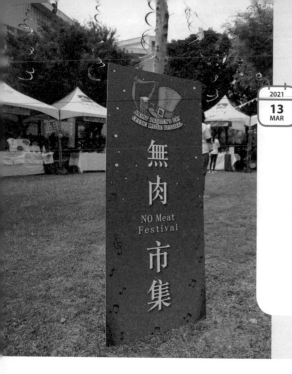

愛爾蘭音樂節

和對的人合作有萬千可能

因為理念，結識許多不同領域的朋友，
是讓人驚喜且歡喜的。
我們在不同文化的音樂中，有了很 Chill 的一天。

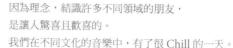

　　因緣際會，與時時文創音樂總監林呈擎認識，只因為總監說：「我不想要這場活動有任何傷害，或是為地球留下垃圾的機會。」那時就覺得，這個人對了！我們可以合作看看，而很快的一拍即合。

讓人沉浸的自然魅力

　　後來我才開始認識了愛爾蘭的音樂，也正是我一直以來所喜歡的，感覺上有種魔力，自然而然你就會跟著音樂起舞，很放鬆也極具風格。林呈擎辦藉由聖派翠克節的初衷是希望藉由愛爾蘭詩人葉慈（Yeats）的詩、詹姆士・喬伊斯（James Joyce）的作品、愛爾蘭舞蹈、還有蓋爾式運動（Gaelic Games），將吸收到的養分，與台灣自有的文化結合，可讓我們台灣的文化會愈來愈茁壯。

當時雖然合作的品牌並沒有很多，也因為疫情關係，擔心人潮無法讓攤商們分擔掉成本的收入，但沒想到，現場將近九成的顧客雖都是葷食者，都非常喜歡無肉每一個攤位所提供的食物，在非常愜意的氣氛中，大家都過了一個很 chill 的一天，夥伴們還笑著跟我說，希望以後可以常常接這種合作。

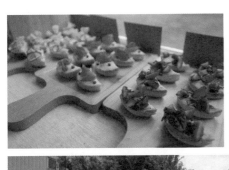

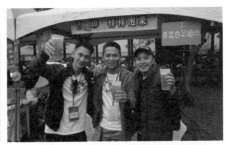

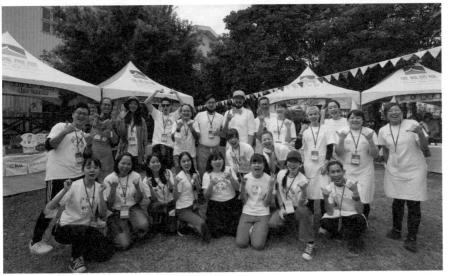

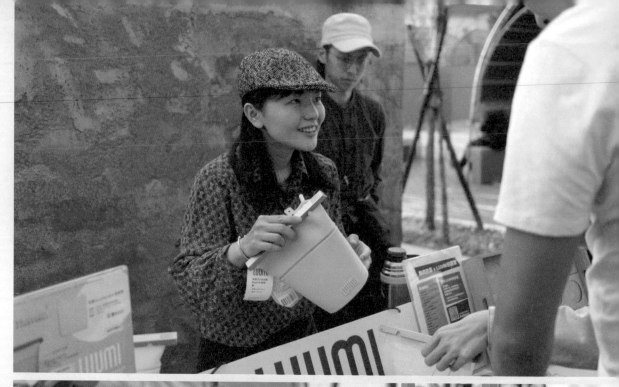

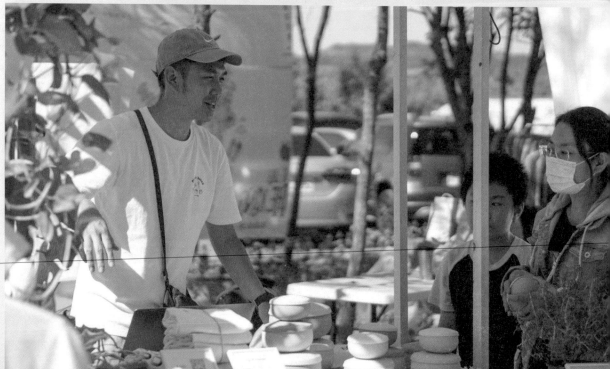

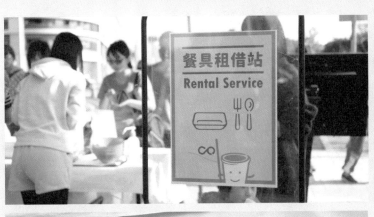
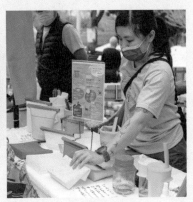
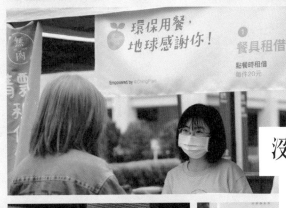

沒帶餐具？餐具不夠用了？
沒關係，無肉市集都幫你想好了，
租借餐具服務，讓你繼續 Chill～

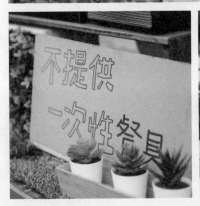
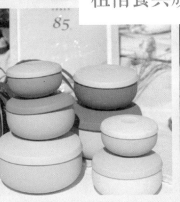
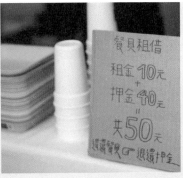

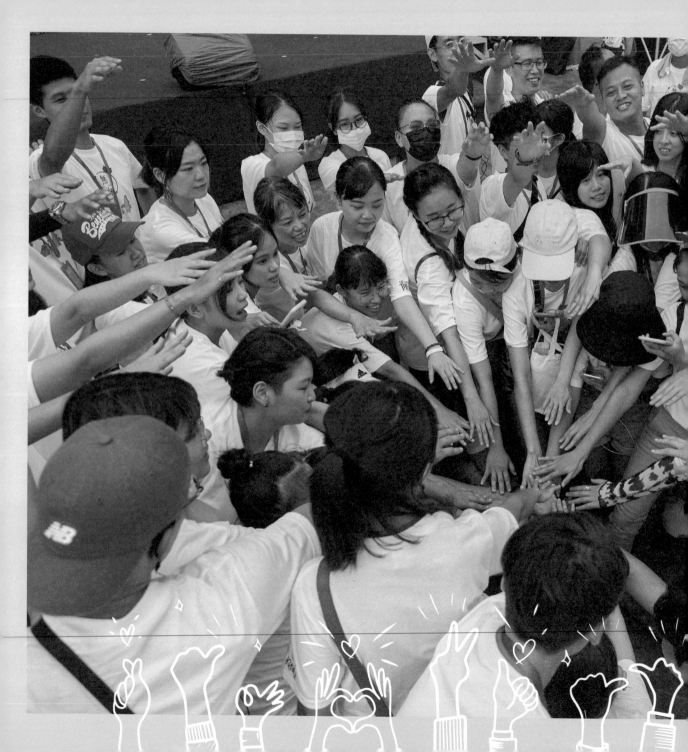

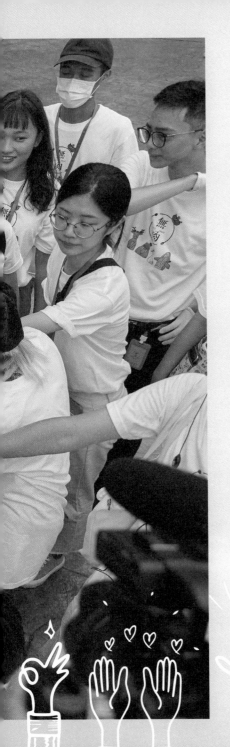

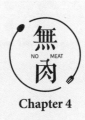

無 NO MEAT 肉

Chapter 4

無肉的家人們

一隻湯匙與一隻叉子，圈起了無肉兩個字，

也圈起了一群人，他們彼此是夥伴也是家人。

一起努力向宇宙發送愛護動物、關照地球的訊號，

Walk the way of love.

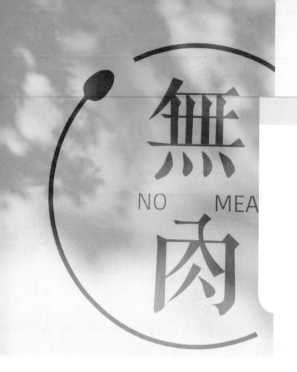

無肉家人們的願力與發心

讓各種可能都能實現

從小小的幾位主要成員，到如今的大家庭，
無肉市集四年來，聲量一天一天擴大，
家人也一天一天變多，
未來，還有更多可能，等待發生。

無肉共同創辦人／ Vivi Chang

一段「孽緣」？的起點

　　無肉市集至今已邁入第四年，想起這個起點，總是覺得瘋狂！

　　因為植福餅在一場市集活動中，牽起的緣分，讓三個不同瘋子相遇，更種下希望一起改變與守護未來世界的種籽。

　　在還沒認識Chelsea之前，我是她女兒的粉絲，同樣身為媽媽，總是喜歡看可愛的孩子與美食照。幾年前Chelsea開了一個粉絲專頁，分享純素美食，照片總會搭著可愛的女兒Evelyn，當時還是吃素菜鳥的我，很喜歡看她拍的照片與溫暖的文字介紹，也因為如此，讓我更羨慕這個美麗的媽媽把純素生活實踐的美好過程。

　　而後因為市集活動一起擺攤結下的「孽緣」，開啟了想把吃素這件事更生活化的想法，加上我們倆之間還有一個瘋狂的人──Eason我的老公，一直不停的「挖洞」讓我倆奮不顧身跳下去，才促成了「無肉市集」的誕生！

　　也因為在一場場的無肉市集中，飲食模式從蛋奶素轉為純素，八年前剛吃素的時候，每次遇到一些「魔性」勸人轉純素者都很害怕（哈哈哈），但自從認識Chelsea後，她的「手段」都很高明，她會給你很多好吃的純素食材跟食物，多到你在不知不覺間走入她設下的未來陷阱中，等我回過神發現後，曾經熱愛吃蛋的我，已經半年沒有買過雞蛋，吃到雞蛋都會覺得腥臭而無法再繼續吃下去！這就是一種不自覺從飲食模式，去漸漸改變你的生活方式，讓你不會抗拒的去改變一個飲食方式。

　　從無肉市集2.0開始，我們希望減少垃圾量，決定不再提供任何一次性餐具後，這個環保議題，也默默滲透進我的生活，到便利商店買東西，開始自備環保袋，出門去餐廳聚餐，都會帶著環保餐具當打包餐點備用品，到手搖飲店，若沒帶到環保杯，也盡可能的不索取吸管，還海洋一個更清澈的空間。

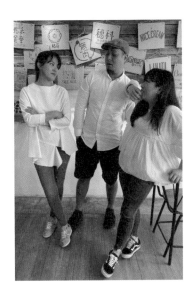

**一場網路相遇,
我們一起走上無肉這條路。**

剛吃素過了一段時間,忽然覺得吃素好無聊,而且都沒有朋友可以聊共同的話題,於是約了一場聚餐。沒想到,這一場聚會,讓我開始了五年的推廣之路,沒錯,我就是在這一次的聚會認識了Chelsea。剛開始的時候,因為Chelsea創辦了「善良肉圓」這個品牌,同身為剛葷轉素非「雞蛋」不可的我,和這位帶著胎裡素寶寶——Evelyn的超級女強人全台到處跑,是的!你沒聽錯,帶著剛滿三歲的小朋友全台推廣,在2019年到2020短短一年,估計四十二次的出攤,令人非常佩服!我也在和她相處的過程中,漸漸被影響,當時的我心想「我怎麼可能不吃蛋也可以同時很健康」,但最後我卻發現了更多不吃蛋的好處和營養的祕密,同時也把牛奶也捨棄,成為了一位「無肉人」。

當市集舉辦時候,每天從早上7點開始開會一路到半夜兩點,中間一直不間斷的開會確認,這只是正常,在無肉市集3.0的時候,沒有設計經驗的我,一個一個訊息核對100個品牌的Logo幫各個品牌調整成符合活動的文宣宣傳以及收集美食照,還要製作100個品牌的零廢棄招牌,常常對到(做到)真的快哭了!Chelsea有時

太多太多的影響力,在每一場的無肉市集結束後,都會帶給彼此不同的感觸和收穫,讓我最大的反思,是Chelsea曾經在一個訪談中提到想留給孩子一個更好的未來環境,想起我們小時候隨手而摘的蔬果,清新的空氣,這些都是現在生活環境無法擁有的,撼動了也是母親的我,選擇義無反顧的跟這個一輩子的夥伴瘋下去,為了還給這個土地最初的模樣;為了讓孩子在未來的生活裡,不要像現在的世界環境過得如此辛苦,決定讓無肉市集延伸到更多領域,帶給更多人去意識這個世界的改變,掌握在自己手中,你的選擇,會決定留給下一代怎樣的未來。

會問我:「你覺得累嗎?」說真的!真的很累!在每次做到半夜四點的時候,同時扁桃腺發炎、重感冒,又同時要趕工的時候。但更精彩的是,每次舉辦一場市集,就會發生平常不會遇到的「意外」。像是第一場無肉市集進行到一半就滂沱大雨又瞬間雨停,在無肉市集2.2的前一天因為做零廢手工到凌晨三點,手被割傷爆血緊急掛急診的半路同時車子被撞爛,或是開到一半車子爆胎,更令我印象深刻的是,團隊前一天一起開會聚在一起的時候,夥伴洗澡洗到一半浴室玻璃爆裂。

雖然如此,這五年的冒險,深深豐富了我的人生,我嘗試從零開始學習設計軟體,練習與團隊共同學習,我們思考的不是有多累、可以賺多少錢,而是我還可以做什麼和夥伴一起拯救地球!

我對做愛心這件事常常有疑惑,因為我不曉得當我付出了200元,這200元到底會不會需要被幫忙的人手中,但無肉市集是把這200元轉換成需要的純素物資,親自送到對方家裡,甚至希望可以幫忙她自己去賺到200元照顧好自己。聽起來好像很麻煩,但會這麼做是因為無肉市集和宇宙有一個很棒的約定,就是「辦一場市集,做一場公益」。

無肉市集,推廣理念不只是說說而已。而是身體力行的在做,更是連結更多志同道合的人一起落實在生活中。是一個做的比說的還要更多的市集!我想也是因為這樣的堅持,才會讓更多有相同信念的人加入,傳播善良振動到各角落。

無肉行政／陳言菱

初心不變，因此從不缺席

感恩2019年底讓Chacha冰淇淋與無肉市集相遇，這美好的緣分來自於好友欽汶向無肉市集創辦人Chelsea舉薦以及3v維根小鎮鎮長Frank攤位分享，讓無名的Chacha Vegan Ice Cream有榮幸參與無肉市集2.0，開始不可思議的連結，一同走向推廣純素的道路，而這道路上的夥伴越來越多不再是單打獨鬥，信念也越來越堅定豐盛，這份初心不變不滅永存。

草創Chacha冰淇淋前原先是開設綜也蔬食──日式純素拉麵有8年時間，因家人重病而把餐廳結束陪伴家人，歇業期間也到德國慕尼黑考取品水師證照、義大利官方橄欖油品油師證照及美國康乃爾大學植物營養學證照提升感官能力。

2.0之後的每一場無肉市集Chacha冰淇淋從不缺席，見證創辦人Chelsea神奇而強大的魔力，內心湧現數不清的驚嘆，賈尬的！這女孩子是怎麼辦到的到底？！簡直是開外掛啊！推廣無肉的過程有艱辛有打擊有流言有許多阻礙，但無肉團隊很快放下我執消化掉所有雜訊重新充滿能量，屢次創造不可能中的可能。從30攤、40攤到100攤，每一場的進步與感動、每一場累積的經驗與揚升，都是讓大家在推廣純素上更進一步，創造一股無肉潮流，銘感五內。

無肉設計／ Tim

震撼的視覺最是記憶深刻

很高興聽到這個好消息，也很榮幸能夠在這裡留下一段話，在打字的過程中忽然回憶湧現，記得起初托植福餅的福才認識Chelsea，我們在台中的一間餐廳門口，那是我們第一次相遇，也是我們第一次擺攤。

不久後無肉市集誕生了，我從沒看過這麼漂亮的市集，而且還是Vegan的，在那個時候可說是從沒有過，而市集裡的每一個人都好有活力、各司其職、互相幫忙，就是這樣的感動讓無肉市集場場爆滿，總是大排長龍，幾乎全台灣都跑透透，規模也隨著時間越來越大場，越來越多志同道合的夥伴加入，這幾年來有很多人在無肉裡找到自己的舞台；很多人因此改變了生活飲食習慣；很多人因此而找到生活重心，許多故事發生在各國角落，我也時常與無肉的夥伴一起設計主視覺和攤位的布置看板，印象最深刻的是無肉3.0時，我們的主視覺在舞台上面被放得好大，當下真的覺得很震撼！現在好了，要出書了，期待書裡的內容，讓這麼多故事與理念化成文字，繼續擴張出去，謝謝無肉，謝謝Chelsea！

無肉設計／ Sharon

我與無肉神奇的一刻

我永遠不會忘記加入無肉的那一刻，因為現在回想起來，仍然感到非常神奇。當初我剛離開上一份工作，對未來感到迷茫，偶然從大需那裡得知無肉正在尋找幫手，當下我只是覺得：「哇！竟然有一個團隊有這麼棒的理念和目標，而且工作內容也很有趣。」於是我決定與 Chelsea 聯繫，想先聊聊並大概了解一下工作內容。萬萬沒想到，第一次的 LINE 通話竟然就變成了我在無肉裡第一次的會議（笑）。

和 Chelsea 以及無肉夥伴們一起工作，好像真的有股非常強大的力量在推動大家、包圍著大家，那股力量讓我們很無所畏懼地向前衝，也讓大家的心都連在一起。每一天都有著不同的挑戰，但始終都能夠被我們一一克服。

在無肉這個大家庭中，我從 Chelsea 和無肉身上學習到了很多，我相信這本書裡也充滿著精彩的內容，我真的很迫不及待想拿到這本書了！最後想來一個愛的告白，我愛 Chelsea！也愛無肉團隊中的每一位！

讓人想靠近的正能量

與Chelsea的緣分真的是說不盡。猶記2018的6月因試吃從歐洲帶回來的Vegan Cheese 而認識了這位熱情、瘋狂的Chelsea 與她的女兒Evelyn。也因為我們都有小孩，所以更結下了不解之緣。

認識她後，真的很感謝她一路的支持、幫忙、協助下把我們公司的Violife產品推動到北中南。在她身上的那股正能量、那股積極、那股衝動真的很吸引人。就因為她的這股動力與Vivi創辦了無肉市集。而我們也從無肉市集1.0一直跟隨到現在的無肉8.1，從小小的團隊到現在的無肉大家庭，大家也很團結，一起克服前方的障礙。使得每場市集都是這麼的難忘。

每場市集Chelsea與Vivi總是親力親為，場勘、開會、主視覺、布置，都不想浪費掉時間。但每每看到她們沒日沒夜的開會討論還是會心疼。只能時不時的提醒她們要照顧好自己的身體。她們不為什麼，只為了想把無肉推廣到世界各角落。

看見吃素不只是為了自己

很高興這三年間能夠接觸到無肉市集，以及有這個機會拍攝無肉市集的相關影片。在拍攝的過程中，可以看到這些年輕人為了實踐環保愛地球，以及愛護眾生的理念，透過各自的專長、形式去努力實現。然而，在與無肉接觸相處的這些年下來，其實反而更深刻的了解，「無肉」是對於愛這個世界的出發點，不單單只是吃素這件事，更延伸到了愛人、愛物以及愛己。

或許這就是生命在這個世界上可以和諧的平衡相處之道，不是剝奪彼此，製造對立，而是在能力所及的前提下，與大家分享愛，才能共存共榮，以及共好。

在影像創作這條路，其實也是在分享自己所看到美好人事物，不敢說對這個社會能夠造成什麼價值的偉大使命，但觀賞者如果看到影片能夠去思考，或是更認識這個世界，也就足矣。不可否認，或許要達到無肉理想世界還有一段路需要奮鬥，但如今這個種子已經在世界各地發芽茁壯，當各區的樹叢連結聚集起來，定可以成為一片綠海。

無肉市集是給世界的禮物

從小就吃素的我，對純素的飲食文化，是一點都不陌生的「無聊」！而無肉市集的出現像是天上掉下來給純素世界的禮物，將純素與年輕接軌與潮流同步，把市集辦得像嘉年華，對喜歡看各種市集及展演活動的我，更是好奇背後的籌劃單位！爬文超久還是一無所獲。

而緣分來得如此出其不意！突然從朋友的朋友接觸到了創辦人，從市集志工到現在成為夥伴，她滿滿的衝勁，像是滿電的金頂電池，渾然天成的才華帶著我們一起經歷了各種出其不意的事，相處的默契彷彿認識了一輩子，像是說好的這輩子要再相遇。

一起往同一個方向前進，擁護著相同的初心，相信這也是無肉市集可以一步步往明確方向努力前行的動力，正是這份初心吸引了更多朋友，將我們凝聚，不分你我互相幫忙、補位，有時候忙起來連作夢都在籌劃市集，有滿滿的笑料也有火燒屁股突然天使來救火，革命情感也醞釀出如家人般的緊密關係。

推廣純素生活是一生的志業，而無肉市集正是這領域的領頭羊，跨領域結合能走出同溫層相撞出更璀璨的契機，希望有一天夢如成真，純素生活便是我們的生活型態。

無肉總務 鄭欽汶

我以無肉市集為榮

　　每次回想無肉市集，就像是在做夢一樣的幻境不真實，還記得這一切就從借一張桌子開始，開啟了像是坐雲霄飛車一樣的人生，把畢生絕活發揮得淋漓盡致，真正了解原來人是沒有極限的，從忙到一兩點、兩三點、後來變成三四點好像都是很正常的事情，證實了心靈的歡樂富足是可以凌駕身體的勞累。我想也就是這樣一群充滿熱忱的年輕人一起為了理想拚命努力，無肉市集才會引起熱烈回響。就像是我們註定要來一起做這件事一樣，從來沒想過一個不提供免洗餐具、不提供動物產品的無肉市集竟然可以這麼美，這麼多年輕人會來一起擁護。

　　當然在極少人力與時間壓力之下舉辦活動，不可能沒有些許磨擦跟爭執，但是Chelsea帶領著團隊展現出無私無我的奉獻精神，沒有本位只求事成的宏偉態度，讓團隊彼此感情一次又一次地在市集後升溫。參與無肉市集團隊工作所得到的收穫遠比所付出的心力還要多出很多，這是花大錢上課也得不到的可貴經驗，感謝這群充滿愛與包容的家人們陪我一起成長，一起瘋狂做了許多美好快樂的事情，我以無肉市集為榮，愛你們。

無肉行政／山羊

單純愛吃也可以善待地球

　　一個沒有宗教信仰、沒有偉大理想的人如何被無肉市集改變習慣？

　　一直以來我覺得自己屬於在無肉夥伴中相對特別的一個存在，既不是素食者也沒有宗教信仰，更沒有為地球奉獻的使命感，就是個立場再普通不過的普通人，若不是認識Vivivan與Eason，今天的我應該也對素食與環保一點興趣也沒有，雖然並未參與到每場市集，但只要看到活動中大家互助的身影一同為理想奮鬥，自身的立場也漸漸的潛移默化，從對素食產品沒興趣到特地尋找好吃的素食餐廳嚐嚐、超商隨手索取一次性餐具到堅決使用自備的湯匙筷子，這些都不是自己刻意為之，而是無形中被所處的環境影響。

　　你不一定要有遠大的抱負或是哪個神祇說要呷菜才能積陰德，你可以像我一樣單純愛吃、喜歡吃順便善待我們的地球。

　　「你所花的每一份錢，都是在為你想要的世界投票。」– Anna Lappe

無肉公關／ELLEN

人生的喜事都有無肉陪伴

　　和無肉結緣可能用掉我這輩子大部分的好運吧！不僅收穫了一群好友，並肩努力推廣環保與素食的生活概念，更讓我遇見另一半，從交往到求婚甚至舉辦無肉婚禮，都在夥伴們的祝福中進展著。

　　在創辦「樂膳自然無毒蔬食超市」時，我們曾發願這裡不僅是提供素食者方便購物的場地，更要成為激發葷食者對無肉飲食產生興趣的一站，在還不知從何下手時，跟我們同一年誕生的無肉市集帶領著我們，從擺攤到協辦各種活動，甚至帶領我們四處做公益；曾經在山裡和孩子們一同享用豐盛的蔬食Buffet，也曾在車水馬龍的街頭遞上一個又一個蔬食便當到顫抖的雙手上。

　　過程中，兩位無肉市集的創辦人堅持所有從夥伴手上交予的食物一定「乾淨」、「美味」，環保與美觀都必須兼顧，雖然她們常自嘲無肉精神就是這麼難搞，但笑鬧歸笑鬧，心裡卻清楚明白知道，唯有嚴格的要求並貫徹，才能讓無肉精神完整傳達，我們相信，無肉飲食是未來主流，為了動物福祉、環保，更為了確保我們的下一代有更好的生活環境；很期待在無肉市集的帶領之下，我們即將踏上的旅程，不管目的地在哪，一定都是非常棒的體驗。

無肉市集最相挺的志工

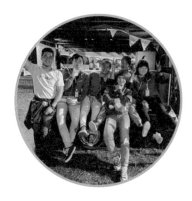

Shirley

有著滿滿希望和夢想的市集

2019.05.11
我們的第一次相遇
看著充滿活力、認真推廣蔬食的大家，心中想著：這樣的世界真美好，希望我也能成為其中一員，好希望我也能站在那兒，做一樣的事。

2020.08.29
我們的第一次無肉志工
眼裡含著淚水，看著無肉氣球冉冉升空的那一刻，心中滿滿的感動，因為我知道，輕輕的氣球，載著大大的夢想和希望，我們的生活就此改變，氣球就像太陽，閃閃發光，照耀著大地，就像無肉團隊的每個人，都散發著閃亮的光芒。
無論多晚、即使很忙，大家都帶著笑容，為了共同夢想努力的感覺，真的很美好。

阿叡

被素食療癒的志工

當有榮幸參與無肉市集時，每次都被可愛的大家所療癒～
一起工作、互相關心，大飽口福！
夥伴們無私、真誠的面對每一位生命，看到走在市集的朋友們拿著美食，像家人一樣聊天，共同沐浴在充滿愛與溫暖的懷抱中，內心充滿感動。
記得第一次到埔里煎肉圓，看到原來台灣有那麼多人關注素食。雖然不知道他們是不是素食者，很振奮人心的是我們的影響力正漸漸的被看到。
很開心跟感謝能參與無肉市集，看到這篇分享的朋友，誠摯邀請您們來走走，交朋友，享用純素美食^_^

林西

被市集魔力吸引的志工

穿梭在每一次的無肉市集，都覺得好快樂。你真的可以說，我們是無肉一家人，大家都是為了相同的理念而來。我常常想這是什麼樣的一個團隊，為什麼可以集結這麼多不同的人？一起這麼瘋狂同時又充滿愛！市集裡好像充滿一股魔力，氣氛總是很舒服，很歡樂，任何麻煩好像都可以被解決，逛市集的人們帶著自己的餐具，來裝回廠商們精心研發美味料理，然後在自己喜歡的地方享用，無肉，就是這麼Chill！
好愛Chelsea！好愛無肉No Meat！很開心也很榮幸可以與你們並肩而行。

惇惇

身體超累但卻超滿足的志工

首次參加了無肉市集的心得只有「好驚訝」三個字說明我的心情。「哇！原來素食可以長這樣子」，因為這個原因所以很期待在每一場無肉裡能再看到更不一樣、更精彩的蔬食，果然每一次期待的結果都讓人很滿意。
好幾次市集結束後，明明累到已經眼睛快睜不開、走路走到鐵腿，但心裡卻非常滿足。謝謝Chelsea！謝謝無肉市集！讓我有機會做服務，也認識了很多在為地球做努力的勇士，更是讓我追星成功，真的太讚了啦！感謝無肉市集帶給大家的一切！

Ade

無肉家人療癒了我

第一次加入無肉市集是在高美館，第一天因為晚到所以沒做到什麼事，很挫敗。第二天我提早兩小時到並主動幫忙，被幫忙的攤商都非常開心，我也獲得了療癒。在這邊我感受到愛與家人的溫暖，我的心理狀況真的好很多。最感謝的是Chelsea，像姊姊般常常關心我有沒有好好吃飯或找我去吃飯，也開導我要放下、感恩那段過去，我現在才會保持吃素善良的心。

我對媽媽辦無肉市集的感受

我覺得媽媽在辦無肉市集時很忙，
有時候就不能陪我，
辦市集當天我完全都找不到媽媽，
因為他都在現場處理廠商的問題和許多神奇的事故，
我覺得很難解決的問題，但媽媽卻處理得很好，
但是他們都很晚睡覺。
因為他們很晚睡覺，一定都是在吃好吃的還有檢討，
但是我不行，因為我要睡覺。
我真的好想一起吃喔！

我從媽媽辦無肉市集中發現，
每一件事，都是說很簡單，但是做很難，
所以告訴大家每一件事情都要想清楚再做，
希望大家趕快吃素，為了未來的環境。

謝謝媽媽把我生出來，
謝謝大家支持無肉市集，
謝謝無肉市集所有家人們！

永遠愛你的寶貝 Evelyn Jan

附錄／ 無肉市集，一場又一場

無肉市集

- **20190803-04_** 無肉市集1.0 台中豐原國聚建設
- **20191214_** 無肉市集2.0 新竹將軍村
- **20200422_** 無肉市集2.1 台中勤美草悟道 ✕ 稻荷集團 # 一禾堂
- **20200530_** 無肉市集2.2 高雄大遠百
- **20200829_** 無肉市集3.0 新北板橋第一運動場 ✕ 新北教育局 ✕ 稻荷集團
- **20201002_** 無肉市集3.1 草屯鴻標建設 ✕ 督賀蔬苑
- **20201205-06_** 無肉市集3.2 南投埔里 ✕ 埔里秋季花卉展 ✕ 埔里鎮公所
- **20200227-28_** 無肉市集4.0 慈濟大學 ✕ 慈濟基金會
- **20210313_** 無肉市集4.1 聖派翠克愛爾蘭音樂節
- **20210401-02_** 無肉市集4.2 華碩ASUS
- **20210402-05_** 無肉市集4.3 宜家家居新店店 ✕ Story Wear
- **20211008-09_** 無肉市集4.4 新竹將軍村 #快閃
- **20211105_** 無肉市集4.5 台北內湖 ✕ 早點回家 #戲劇拍攝
- **20211219_** 無肉市集5.0 台中文心森林公園
- **20220319_** 無肉市集5.1 台中天目城
- **20220605_** 無肉市集5.2 新竹將軍村
- **20220709-10_** 無肉市集6.0 高雄佛光山
- **20220909_** 無肉市集6.1 草屯鴻標建設 ✕ 督賀蔬苑
- **20221008-09_** 無肉市集7.0 ✕ 高雄市立美術館
- **20221016_** 無肉市集 7.1 ✕ 山城派對馬拉松
- **20221029_** 無肉市集 7.2 在TMRT台中捷運 市政府站
- **20221112-13_** 無肉市集7.3 ✕ 迪卡儂南屯店
- **20221210_** 無肉市集8.0 ✕ 里仁 x 水花園有機農學市集
- **20221225_** 無肉市集 8.1 ✕ 霧峰農會

無肉婚禮

- **20210424_** 曾子益 ✕ Jackie零廢棄婚禮
- **20220305_** 無肉婚禮外燴 | 南投埔里

異業合作

- **20210809_** 「出一張嘴，用吃改變世界」Greenpeace 綠色和平
- **20211105_** 無肉市集《早點回家》戲劇拍攝
- **20220110_** 無肉家人去 #全家有智慧 #公視台語台 #節目拍攝 #podcast
- **20220618_** ELLE Run with Style風格路跑
- **20220813-28_** 「悠遊20｜「加植你的美好生活」主題展
- **20220820_** 無肉進劇組供餐 |《我的婆婆怎么把OO搞丟了》

無肉公益

- **為愛而吃Hej！Green ✕ 公益活動**
- **20200118_** 台東阿尼色佛兒童之家
- **20200404_** 幸福狗流浪中途
- **20200802_** 桃園藍迪之家
- **20200912_** 嚮光協會睦祥育幼院
- **20210120_** 南投親愛國小
- **20201114_** Story Wea 永續時尚 ✕ 無肉食尚公益講座
- **20210227_** 慈濟大學 ✕ 公益論壇/料理
- **20210601-28_** 一個月挺醫護的1500個便當 2000份點心
- **20210628-0801_** 台中火車站 ✕ 分享食物給街友
- **20210704_** 異體同心公益聯名
- **20210803_** 南投縣烏溪線站食物銀行 ✕ 南投縣弱勢家庭邊緣戶
- **20220119_** 南投爽文國小
- **20220730_** 深坑國中 ✕ 文山家協

US 004

無肉市集：Vegan×美感×零廢棄
創造幸福共好的永續生活提案

作　　　者	張芷睿
人物採訪	徐詩淵
責任編輯	徐詩淵
協力編輯	林瑾俐
封面設計	Doris Wu
書衣插畫	海　至
總 經 理	伍文翠
出版發行	知田出版／福智文化股份有限公司
	地址／105407台北市八德路三段212號9樓
	電話／(02) 2577-0637
	客服信箱／serve@bwpublish.com
	心閱網／https://www.bwpublish.com
法律顧問	王子文律師
美術編輯	李韻芳
印　　　刷	富喬文化事業有限公司
總 經 銷	時報文化出版企業股份有限公司
	地址／333019桃園市龜山區萬壽路二段351號
	電話／(02) 2306-6600 #2111
出版日期	2023年 05月 初版一刷
定　　　價	新臺幣480元

ISBN　978-626-97206-1-3

國家圖書館出版品預行編目(CIP)資料

無肉市集：Vegan×美感×零廢棄：創造幸
福共好的永續生活提案/張芷睿作. -- 初
版. -- 臺北市：知田出版，福智文化股份
有限公司, 2023.05
　面；　公分. -- (US；4)
ISBN 978-626-97206-1-3(平裝)

1.CST: 素食主義

411.371　　　　　　　　112005890